## 출간을 하면서...

사람들은 모두 제각기 이루고자하는 목표가 있습니다. 그 목표를 이루기 위해서는 좌절도하고, 힘이 들어도 열정적인 도전정신을 가지고 끝까지 그 목표를 이뤄내야 합니다.

전국에 있는 물리치료학과 학생들은 물리치료사의 꿈을 갖고 각 대학에서 목표를 이루기 위해 그 향기를 주변에 풍기고자 합니다. 그러나 그 결실을 맺기 위해서는 넘어야 할 벽이 있습니다. 바로 국가고시입니다. 이 벽을 넘으면 각자 가는 길목에서 그윽한 서로의 향기를 뿜을 수 있을 것입니다. 따라서 물리치료학과 교수로서 해마다 이 벽을 넘고자 하는 학생들에게 무엇을 해야 할 것인가? 심도 있는 고민 끝에 벽을 넘기 위해 막연해하는 국시수험생들에게 도움이 될 수 있도록 교과서 중심의 물리치료사 국가고시 전 과목 요약집을 준비하고자 결심을 하게 되었는데, 마침 평소 지인이신 예당북스 최경락사장님께서 뜻을 같이하자는 제의가 와서 협의 후 전국의 국가고시 출제 및 특강 경험이 있는 물리치료학과 교수님들을 모시고 의견을 규합하여 여러 번 편집회의를 갖고 2년여의 오랜 준비기간을 걷쳐 교열과 교정을 통하여 자습서를 일구어 내게 되었습니다.

해마다 국시과목 중 문제유형이 구용어에서 신용어로, 문제문답 제시가 부정형에서 긍정형으로, 난이도의 깊이, 암기형보다는 해석형위주, 임상사례형과 문제해결형, 실제위주형으로 비중이 높아져 가는 추세로 변해가고 있습니다. 이에 맞춰 단순하면서도 깊이 있는 요약과 경험이 많은 교수님들의 지도와 교정으로 명확하고 간결하게 정리를 하여 어려움과 압박감 속에서 방황하는 수험생들에게 방향을 잡아주는 동반자의 역할을 하게 된 것입니다. 그러나 여러 교수님들이 함께 지적하고 지도했지만 자습서가 처녀작이라 앞으로도 계속적인 수정·보완이 필요하다고 생각됩니다.

본 자습서는 국가고시 기출 및 예상문제 등을 분석하여 구성하였고, 각 문제들의 해설을 제시하여 빠른 이해력을 높이도록 하였으며, 실기위주의 문제중심 해결형에 초점을 맞추고자 하였습니다.

학생들과 물리치료의 이론과 실제를 논하고 틈틈이 준비한 자습서가 출간을 앞두고 모아졌을 때 신기하리만큼 감동에 젖었고, 이 자습서들을 여러 교수님들과 교정을 보면서 언제나 끝날지 속박감에 젖어 안타까웠지만 국가고시를 준비하는 물리치료학과 학생들에게 조금이라도 도움이 된다면 그 동안의 고생은 보람으로 돌리고 싶습니다.

끝으로 이 자습서가 나올 수 있도록 지도·교정을 돌봐주신 **광양보건대 최은영, 광주보건대 한상완, 광주여대 윤세원, 경북전문대 조용호, 구미대 배주한, 남부대 김용남·김용성, 남서울대 이상빈, 대구가톨릭대 김중휘, 대구과학대 최석주·최유림, 대구보건대 김병곤·김상수·송준찬, 동신대 남기원, 목포과학대 윤희종, 서남대 박장성, 서영대 심재환, 세한대 강정일·이준희, 순천청암대 유영대, 영남이공대 권용현, 원광보건대 송명수, 전남과학대 황태연, 포항대 임상완, 한려대 조남정, 호남대 이현민 교수님** (대학교 생략, 가, 나, 다순)들과 뒤에서 묵묵히 작업한 대학원생과 전국물리치료학과 학생학술연구회 여러분께 고개숙여 감사드리며, 이 자습서가 출판될 수 있도록 끝까지 도움을 주신 예당북스 최경락사장님 그리고 편집부 직원여러분께 감사를 드립니다.

2013년 2월
김 용 남 교수

★★물리치료사 국가고시 대비★★

2013년 신판!

# Power Manual of

# 해부생리학

전국물리치료학과 학생학술연구회 엮음

이론편

# Physical Therapy

예당북s

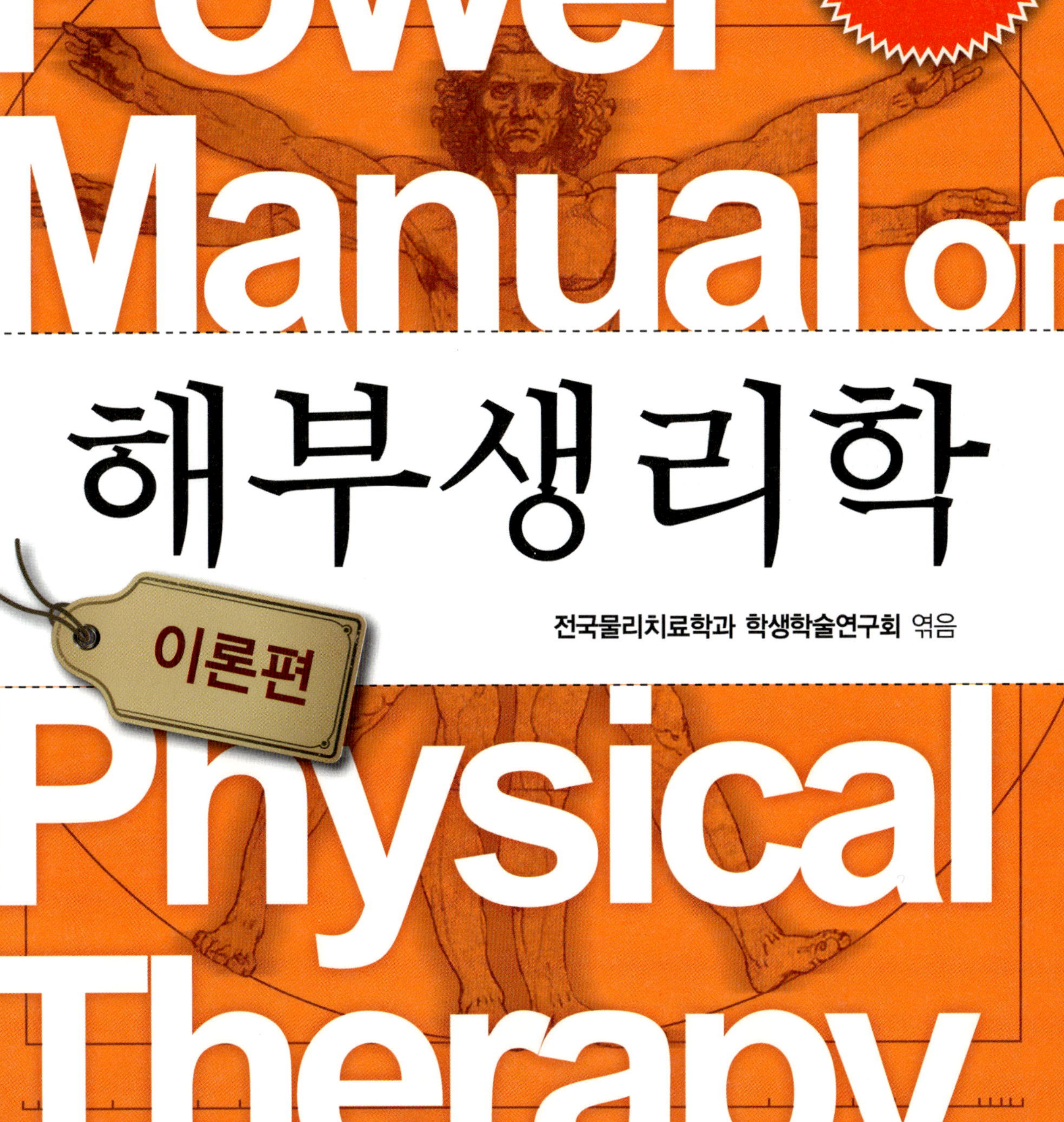

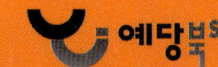

## 물리치료사 국가시험 대비 Power Manual 물리치료학을 내면서...

　물리치료사로서 그리고 물리치료학과를 다니는 학생을 대표하는 모임으로서 저희가 이 책을 만들게 된 계기는 후배들이 보다 멋진 물리치료사로 성장하기를 바라는 마음에서 출발하였습니다. 지금까지 물리치료사 국가시험을 대비하기 위해 기존의 몇몇 문제집을 보거나 선배들이 보던 책을 물려받던 것이 대부분 이었습니다. 하지만 이는 시험을 위한 준비 일뿐 실제로 임상에 나가서는 새롭게 다른 지식을 배워야 하고 습득해야 했습니다. 현재 보건분야는 빠르게 변화하고 있으며, 무한경쟁 시대로 돌입하고 있습니다. 우리 물리치료사도 그 시대의 변화에 따라 기존의 물리치료 지식을 바탕으로 더 많은 것을 배우고 실력을 갖추어야 경쟁력이 생기는 시대가 되었습니다. 이 책이 조금이나마 후배들에게 지식을 넓히는데 도움이 되고 임상에 후배들이 진출하였을 때 소통의 연결고리가 될 수 있는 책이 되었으면 하는 바람입니다.

　이 책에서는 기존의 국가고시 유형을 반영하여 편집을 하였고, 국가고시시험에 필요한 이론 뿐만 아니라 기본적으로 임상에서 필요한 이론들을 추가적으로 포함하고 있습니다. 또한 이 책에서는 다른 문제집과 비교하여 많은 수의 문제를 포함하고 있으므로 학습한 이론을 문제 풀기를 통하여 이론확립과 문제 유형 대비를 한 번에 할 수 있는 장점이 있습니다. 그리고 각 문제에는 문제해설을 통해 보다 편하고 쉽게 개념을 한 번 더 확인할 수 있도록 하였으며, 어떠한 문제가 중요하게 여겨지는 지 스스로 판단할 수 있도록 하였습니다. 오답을 줄이고 올바른 개념정리를 위하여 계속되는 검토작업을 진행하였습니다. 비록 방대한 양이지만 시간을 두고 차근차근 준비를 한다면 국가고시 합격은 물론 자신의 실력을 한층 올릴 수 있는 계기가 될 것입니다.

　후배들을 위하는 마음으로 전국물리치료학과 학생학술연구회에서 이 책을 2년 동안 성심성의껏 만들었고, 전국에 계신 **광양보건대 최은영, 광주보건대 한상완, 광주여대 윤세원, 경북전문대 조용호, 구미대 배주한, 남부대 김용남 · 김용성, 남서울대 이상빈, 대구가톨릭대 김중휘, 대구과학대 최석주 · 최유림, 대구보건대 김병곤 · 김상수 · 송준찬, 동신대 남기원, 목포과학대 윤희종, 서남대 박장성, 서영대 심재환, 세한대 강정일 · 이준희, 순천청암대 유영대, 영남이공대 권용현, 원광보건대 송명수, 전남과학대 황태연, 포항대 임상완, 한려대 조남정, 호남대 이현민** 교수님들께서 직접 지도 · 교정을 해주셨습니다.

　이 책이 나오기까지 고생하신 전국물리치료학과 학생학술연구회 21대 위원진과 교수님들께 감사의 말씀을 전하며, 물리치료의 발전적인 방향으로의 성장을 위해 다 함께 노력했으면 하는 마음으로 이 책을 바칩니다.

2013년 2월
전국물리치료학과 학생학술연구회

| CONTENTS |

출간을 하면서
Power Manual 물리치료학을 내면서

## 01 세포(Cell) — 13

1. 세포 개요 14
2. 세포막 (Cell membrane) 15
3. 핵 (Nucleus)과 핵산 17
4. 세포질 (Cytoplasm) 19
5. 세포분열 (Cell division) 20

## 02 뼈대계(Skeletal system) — 23

1. 뼈대계 개요 24
2. 뼈의 구조 25
3. 머리뼈 27
4. 척주 33
5. 가슴우리 38
6. 팔뼈 38
7. 다리뼈 43

## 03 근육계(Muscular system) — 51

1. 근육 개요 52
2. 근육의 미세 구조 53
3. 운동 생리 58
4. 두경부의 근육 59
5. 체간의 근육 62
6. 팔다리의 근육 64

## 04 신경계(Nervous system) — 71

1. 개요 72
2. 자극의 전도 75
3. 연접 (시냅스) 76
4. 반사 77
5. 뇌파와 수면 78
6. 중추신경계 (CNS) 79
7. 대뇌 80
8. 사이뇌 82
9. 뇌줄기 83
10. 소뇌 84
11. 척수 84
12. 뇌실과 뇌척수액 85
13. 말초신경계 (PNS) 86

| CONTENTS |

## 05 감각기계(Sense organ system) — 89

1. 개요 90
2. 피부 (Skin) 91
3. 시각기관 94
4. 평형, 청각기 97
5. 미각기 99

## 06 관절계(Articular system) — 101

1. 개요 102
2. 인체의 관절 103

## 07 순환계(Circulatory system) — 109

1. 혈액 110
2. 심장 116
3. 혈관과 순환 120
4. 동맥 122
5. 정맥 127
6. 림프 129

## 08 소화기계(Digestive system) — 133

1. 소화기계 개요 134
2. 입안 (Oral cavity) 136
3. 인두 139
4. 식도 140
5. 위 141
6. 작은창자 143
7. 큰창자 146
8. 부속기관, 복막 147
9. 소화와 흡수 150

## 09 비뇨기계(Urinary system) — 153

1. 비뇨기계 개요 154
2. 콩팥 154
3. 콩팥 단위 156
4. 집합관과 요관 158
5. 방광과 요관 158
6. 토리 여과 159
7. 세뇨관의 재흡수, 분비 160
8. 소변 161
9. 배뇨 161

| CONTENTS |

## 10 생식기계(Reproductive system)    163

    **1.** 남성생식기 164
    **2.** 여성생식기 167

## 11 내분비계(Endocrine system)    171

    **1.** 개요 172
    **2.** 호르몬 173
    **3.** 호르몬 장애 177

## 12 호흡기계(Respiratory system)    179

    **1.** 코 (Nose) 180
    **2.** 인두 (Pharynx)와 후두 (Larynx) 181
    **3.** 기관 (Trachea) · 기관지 (Bronchus) 182
    **4.** 허파 (Lung) 183
    **5.** 호흡 184

참고문헌 186

인덱스 187

# Chapter 1

# 세포

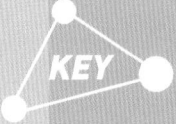

- 생명체는 물질대사와 세포분열을 통해 생장을 하며, 생식과 유전을 하여 종을 이어나 갑니다. 생명체의 이러한 특징은 생물을 이루고 있는 세포에서부터 시작됩니다. 외부에서 들어온 물질은 대사작용을 통해 신체의 구성 성분으로 전환되고 세포분열을 통해 개체를 생장시켜 나가고 자손을 번식시키는 수단이 되기도 합니다.

- 물리치료학은 인체에 대한 깊이 있는 지식이 필요한 학문입니다. 그러기 때문에 인체를 이루고 있는 구조적 기능적 단위인 세포에 대하여 공부하는 것은 해부학을 공부하는데 반드시 필요한 과정입니다.

- 이번 챕터에서는 인체를 구성하는 세포의 구조와 기능, 그리고 세포를 구성하는 세포소기관과 각각의 세포소기관이 가지는 기능에 대하여 알아볼 것입니다. 그리고 세포의 모든 기능을 조절하는 핵에 대해서도 알아볼 것입니다. 마지막으로 세포분열에 대하여 공부하며 이번 챕터를 마치겠습니다.

## 꼭! 알 아 두 기

1. 세포의 특징
2. 세포의 구조
3. 세포막의 구조와 기능
4. 세포막을 통한 물질 수송
5. 핵의 구조와 특징
6. DNA와 RNA의 기능
7. 세포소기관의 구조적 특징과 기능
8. 세포주기
9. 세포분열 과정

# CHAPTER 01 세포(Cell)

## 1 세포 개요

### 1 세포의 특징

(1) 모든 생명체의 구조적 기능적 단위
(2) 인지질 이중층으로 구성된 세포막으로 싸여 있음.
(3) DNA를 가지고 있어서 세포내 물질대사와 생식에 관여함.
(4) 물질 합성을 담당하는 세포소기관을 가지고 있음.
(5) 에너지 전환을 담당하는 세포소기관을 가지고 있음(ATP 생산).

### 2 인체를 구성하는 세포의 특징

(1) 핵과 세포소기관이 존재하는 진핵세포임.
(2) 동물세포이기 때문에 엽록체와 세포벽을 가지지 못함.
(3) 세포의 모양과 크기는 세포의 기능과 밀접한 관련을 가짐.

### 3 세포의 구조

| | |
|---|---|
| 핵 | 핵막 |
| | 염색질 |
| | 핵소체(인) |
| 세포질 | 과립세포질세망(조면소포체) |
| | 무과립세포질세망(활면소포체) |
| | 리보솜(리보소체) |
| | 골지복합체 |
| | 사립체(미토콘드리아) |
| | 리소좀(용해소체) |
| | 중심체 |

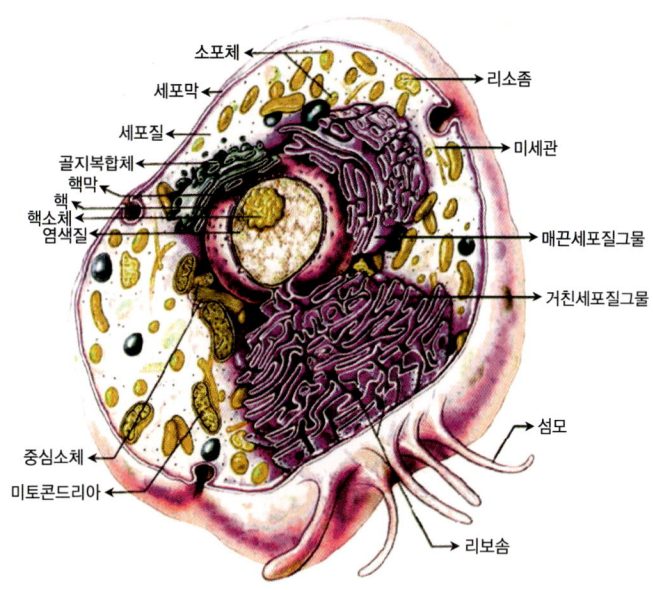

# 2 세포막 (Cell membrane)

## 1 세포막의 특징

(1) 세포막을 경계로 세포의 내부와 외부를 구분
(2) 세포의 외형을 유지
(3) 세포가 외부와 물질교환할 수 있는 통로 역할
(4) 수용체가 있어 외부자극 감지
(5) 세포의 내부와 외부의 전위차 유지

## 2 세포막의 구성

| 구성 요소 | | 기능 및 특징 |
| --- | --- | --- |
| 지질 | 인지질 | • 지질을 형성하는 주요 성분<br>• 세포막의 틀을 형성<br>• 친수성 머리부분과 소수성 꼬리부분으로 구성<br>• 소수성 꼬리부분끼리 만나 인지질 이중층 구조를 형성 |
| | 콜레스테롤 | • 콜레스테롤의 증가는 세포막의 유동성의 증가<br>• 세포막의 물질이동 속도를 조절 |
| | 당지질 | • 지질의 안정화<br>• 면역반응 시의 항원 |

| 구성 요소 | | 기능 및 특징 |
|---|---|---|
| 단백질 | 단백질 | • 친수성, 소수성 부분이 나뉘며, 인지질 이중층 속에 배열<br>• 인지질층을 통과할 수 없는 물질의 이동 통로<br>※ 유동 모자이크 모델 : 인지질 속에 존재하는 단백질의 배열을 설명 |
| 탄수화물 | 당단백, 당지질 | • 당단백 (단백질과 결합), 당지질 (지질과 결합)의 형태로 존재<br>• 세포간 인식<br>• 신호전달, 항원 역할 |

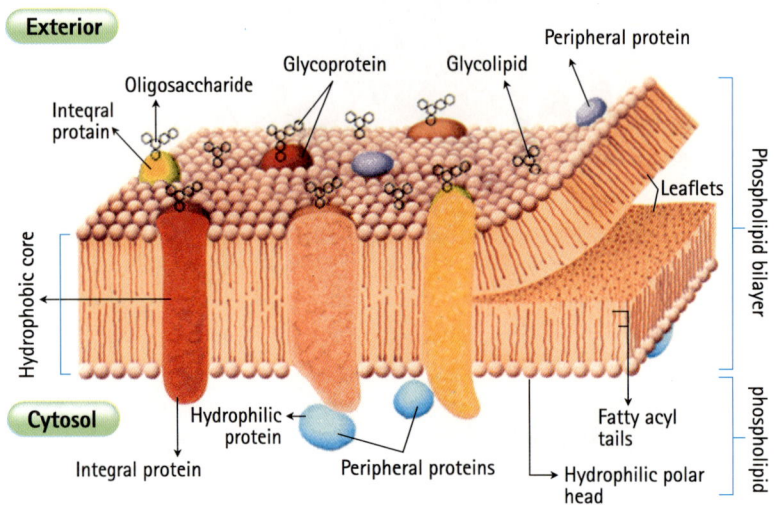

## 3 세포막의 물질수송

(1) 확산

① 에너지 소비가 필요없는 물질수송

② 농도차에 의한 물질(용질)의 이동

③ 농도가 높은 곳에서 낮은 곳으로 물질이 이동

④ 단순확산과 촉진확산이 존재한다.

* 단순확산 : 인지질을 직접 통과, 주로 크기가 작고 지용성인 물질
* 촉진확산 : 인지질층에 존재하는 단백질을 통한 물질통과, 주로 크기가 크고 지용성이 아닌 물질

예 허파꽈리(폐포)에서 기체교환, 콩팥(신장) 투석, 태반에서 물질교환

(2) 삼투

① 에너지 소비가 필요없는 물질수송

② 농도차에 의한 물질의 이동

③ 반투성막(세포막)을 통하여 농도가 낮은 곳에서 높은 곳으로 물(용매)이 이동

예 콩팥에서 물의 재흡수

(3) 여과
    ① 에너지 소비가 필요없는 물질수송
    ② 압력차에 의한 물질의 이동
    ③ 압력이 높은 곳에서 낮은 곳으로 물질이 이동
        **예** 콩팥에서 혈액의 여과, 조직액 생성

(4) 능동수송
    ① 반드시 에너지 소비가 필요하며, 단백질을 통해 일어나는 물질수송
    ② 농도가 낮은 곳에서 높은 곳으로 물질(용질)이 이동
        **예** 콩팥에서 포도당의 재흡수, $Na^+$-$K^+$ 펌프

(5) 세포속 이입(내포작용)·세포밖 유출(외포작용)
    ① 에너지 소비가 일어나는 물질수송
    ② 세포막이 물질을 둘러싸 물질을 이동시키는 방법
    ③ 주로 분자량이 큰 물질을 이동시킬 때 사용하는 방법
        * 내포작용 : 세포막이 세포 안으로 함입되며, 물질을 세포 내부로 이동
        * 외포작용 : 세포막이 세포 내 존재하는 소포가 세포막과 결합하면서 소포 내 물질을 세포 외부로 이동

(6) 세포막의 전위차
    ① 세포막의 안쪽은 음전하, 세포막의 바깥쪽은 양전하를 띤다.
    ② 안정막 전위 -70mV를 유지함.
    ③ 세포막의 전위차는 $Na^+$-$K^+$ 펌프에 의해 유지됨.
        * 세포막에 존재하는 $Na^+$-$K^+$ 펌프에 의해 세포 내부는 $K^+$ 이온이 많고, 세포 외부는 $Na^+$ 이온이 많다.

## 3 핵(Nucleus)과 핵산

### 1 핵

(1) 세포 내 존재하는 가장 큰 기관
(2) 세포의 종류에 따라 모양과 수가 다양하나 대체로 하나의 세포에 하나의 핵이 존재
(3) 세포 내 물질대사와 세포분열 과정 등 모든 세포활동을 조절

### 2 핵의 구성

(1) 핵막
    ① 2중막 구조의 반투성막으로 핵구멍(핵공)이 존재
    ② 세포분열 시 일시적으로 소실

(2) 염색질
    ① DNA와 히스톤 단백질로 구성
    ② 염색체는 세포분열 시 염색질이 압축되어 짧은 막대모양으로 변한 것

(3) 핵소체(인)
    – 리보솜의 구성 성분이 되는 rRNA를 합성
    ① 개요
        a. 유전정보를 담은 유기분자
        b. DNA, RNA 두 가지 종류가 있음.
        c. 기본구조 : 인산, 5탄당, 염기
        d. 기본단위 : 뉴클레오티드
    ② DNA, RNA 비교

| 구성 | | DNA | RNA |
|---|---|---|---|
| 위치 | | 핵 | 핵, 세포질 |
| 5탄당 | | 디옥시리보오스(deoxyribose) | 리보오스(ribos) |
| 염기 | 퓨린 | 아데닌(Adenine), 구아닌(Guanine) | 아데닌(Adenine), 구아닌(Guanine) |
| | 피리미딘 | 시토신(Cytosine), 티민(Thymine) | 시토신(Cytosine), 우라실(Uracil) |
| 구조 | | 이중나선 | 단일가닥 |

    ③ DNA
        a. 핵에 존재하는 염색체 구성물질
        b. 염기의 상보적 결합 : T-A(2중 결합), G-C(3중 결합)
    ④ RNA
        a. 핵소체가 생산, 단일가닥
        b. 단백질 합성
        c. 종류

| | |
|---|---|
| mRNA | • DNA의 전사로 만들어짐<br>• 인접 염기 3개가 한 조를 이루어 코돈을 형성<br>• 개시코돈 : AUG<br>• 종결코돈 : UAA, UAG, UGA |
| tRNA | • mRNA의 정보에 따른 아미노산 운반<br>• 인접 염기 3개가 한 조를 이루어 안티코돈을 형성 |
| rRNA | • 리보솜 형성 |

# 4 세포질(Cytoplasm)

## 1 세포질

(1) 세포에서 핵을 제외한 부분

(2) 세포소기관들로 구성

　　* 막성소기관 : 세포질그물, 골지복합체, 사립체(미토콘드리아), 리소좀
　　* 비막성소기관 : 리보솜, 중심체, 세포골격

## 2 세포소기관

(1) 세포질그물 (소포체)

　① 그물모양의 막성구조물로 세포질그물(핵막)과 다른 세포소기관들과 연결되어 있음.
　② 세포 내 물질의 합성과 물질이동에 관여
　③ 과립세포질그물 (리보솜 부착), 무과립세포질그물

　　* 조면형질그물(과립세포질그물 ; 조면소포체) : 표면에 리보솜이 붙어 있어서 단백질 합성에 관여, 합성된 단백질은 골지복합체로 운반
　　* 민무늬내형질그물(무과립세포질그물 ; 활면소포체) : 표면에 리보솜이 없고 지질성분과 당류성분 합성에 관여

(2) 리보솜

　① 단백질과 RNA로 구성
　② 단백질 합성에 관여
　③ 세포질그물에 붙어서 과립세포질그물을 형성(단백질을 합성하여 세포 외부로 분비)
　④ 세포질 내에 부유하는 유리 리보솜(단백질을 합성하여 세포 내부에서 이용)

(3) 골지복합체

　① 막으로 형성된 잔물집(소포)과 주머니(소낭)가 납작한 층판모양으로 겹쳐진 구조
　② 과립세포질그물에서 생성된 단백질이 변형, 농축되는 곳
　③ 변형, 농축된 단백질을 소포의 형태로 세포막까지 이동

(4) 사립체(미토콘드리아)

　① 핵과 더불어 이중막 구조를 가짐(내막은 주름져 있음).
　② 세포 내 호흡을 담당하며, 에너지 합성(ATP 생산)
　③ 자체 DNA가 있어 세포의 에너지 요구량에 따라 스스로 분열함.

(5) 리소좀(용해소체)

　① 막으로 쌓여진 소포 내에 분해효소를 함유
　② 세포 내 이물질분해와 자가용해 기능을 가짐.

(6) 중심체

　① 원통형 막대(중심소체)로 구성
　② 핵 주변에 존재하며, 세포분열 시 방추사를 형성하고 염색체를 이동시킴.

(7) 세포골격(Cytoskeleton)
　　① 미세소관과 미세섬유로 구성
　　② 세포의 모양을 유지하고 세포 내 소기관을 지지

## 5　세포분열(Cell division)

### 1 세포주기

(1) 간기
　　- 핵산과 단백질 합성 시기(세포분열 준비기)
　　① G1기 : 세포분열 후 세포체적 증가기
　　② S기 : DNA 합성기
　　③ G2기 : 세포분열을 위한 단백질 합성기

(2) 분열기
　　① 전기
　　② 중기
　　③ 후기
　　④ 말기

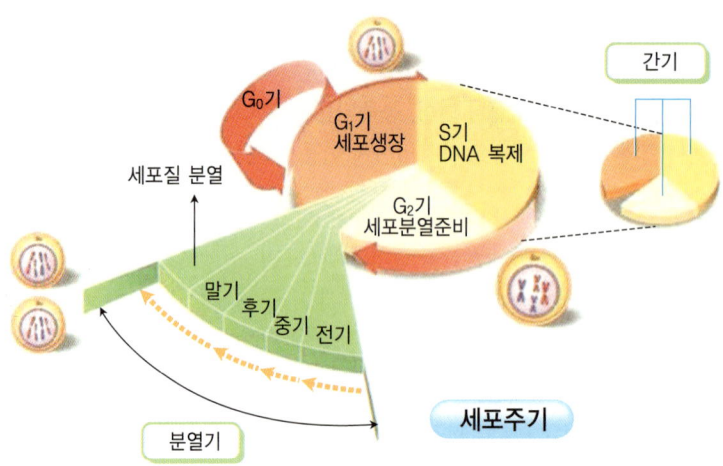

## 2 체세포분열

– 세포주기에서 분열기에 해당

(1) 전기
　　① 세포분열기 중 가장 오래 걸림.
　　② 핵막과 인(핵소체)이 소실
　　③ 염색질이 염색차로 응축됨.
　　④ 방추사 형성

(2) 중기
　　① 세포분열기 중 가장 짧은 시간
　　② 염색체가 적도면에 배열
　　③ 염색체 관찰이 가장 좋은 시기

(3) 후기
　　① 염색체가 양극으로 이동(염색분체 분리)
　　② 세포질 분열 시작

(4) 말기
　　① 세포질의 완벽한 분리(두 개의 딸세포 형성)
　　② 핵막과 인이 형성
　　③ 방추사 소실

## 3 감수분열

(1) 생식세포 생성을 위한 세포분열
(2) 2번의 연속된 세포분열로 딸세포가 4개 생성, 염색체가 반으로 줄어듦.
(3) 제 1 감수분열과 제 2 감수분열을 함.
(4) 제 1 감수분열 중기에 이가염색체를 형성하며, 제 1 감수분열 후 염색체가 반으로 줄어듦.

# MEMO

# Chapter 2

# 뼈대계(골격계)

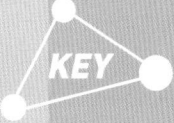

- 뼈조직은 기질 내에게 무기물을 많이 함유하고 있기 때문에 비활성화된 조직처럼 보입니다. 하지만 뼈는 끊임없이 물질대사가 일어나고 있는 매우 활동적인 조직이며, 살아있는 조직입니다.

- 뼈대계를 이루고 있는 뼈들은 기본적인 구조나 발달의 과정, 기능 등은 유사하지만 크기나 모양은 다양합니다. 이러한 뼈는 형태에 따라 긴뼈, 짧은뼈, 납작뼈 등으로 분류가 됩니다. 이렇게 다양한 종류의 뼈는 신체의 다양한 부위에 존재하며, 크기와 모양에 따라 다양한 기능을 수행하고 있습니다.

- 이번 챕터에서는 뼈대계의 기능 및 뼈의 분류, 뼈되기(골화) 과정, 뼈의 구조에 대하여 알아 볼 것입니다. 이어서 머리뼈를 이루는 뼈와 구조물, 척주와 척주를 구성하는 척추뼈의 해부학적 특징과 가슴우리(흉곽)와 팔, 다리를 구성하는 뼈들에 대하여 차례로 공부할 것입니다.

## 꼭! 알아두기

1. 뼈대계의 기능
2. 뼈의 분류
3. 뼈의 구조
4. 머리뼈의 분류 및 낱개 머리뼈들의 특징
5. 각 척추의 해부학적 특징
6. 팔뼈 각각의 해부학적 특징
7. 골반 및 광대뼈의 구성뼈
8. 남녀 골반의 차이
9. 다리뼈 각각의 해부학적 특징

# CHAPTER 02 뼈대계(Skeletal system)

## 1 뼈대 (골격)계 개요

### 1 뼈대계의 기능
(1) 지지
(2) 보호
(3) 운동
(4) 조혈
(5) 무기물 저장

### 2 뼈의 개수

| 뼈대 (골격 ; 성인) 206개 | 몸통뼈대 (체간골격) – 80개 | • 머리뼈 (두개골) : 22개<br>• 목뿔뼈 (설골) : 1개<br>• 귀속뼈 (이소골) : 6개<br>• 척주 : 26개<br>• 복장뼈 (흉골) : 1개<br>• 갈비뼈 (늑골) : 24개 |
|---|---|---|
| | 팔다리뼈대 (체지골격) – 126개 | • 팔뼈 (상지골) : 64개<br>• 다리뼈 (하지골) : 62개 |

### 3 뼈의 분류
(1) 긴뼈 (장골 ; Long bone) : 위팔뼈 (상완골), 넓다리뼈 (대퇴골), 노뼈 (요골), 자뼈 (척골) 등
(2) 짧은뼈 (단골 ; Short bone) : 손목뼈 (수근골) 발목뼈 (족근골) 등
(3) 납작뼈 (편평골 ; Flat bone) : 어깨뼈 (견갑골), 복장뼈 (흉골), 이마뼈 (전두골) 등
(4) 불규칙뼈 (Irregular bone) : 척추골, 나비뼈 (접형골), 벌집뼈 (사골) 등
(5) 공기뼈 (함기골 ; Air bone) : 이마뼈, 나비뼈, 벌집뼈, 위턱뼈 (상악골) 등
(6) 종자뼈 (Sesamoid bone) : 무릎뼈 (슬개골)

## 4 뼈되기 (골화)

(1) 연골 내 골화 (연골 속 뼈되기)
  ① 유리연골(초자연골)이 먼저 형성되고, 다시 연골이 뼈로 변화하는 과정
  ② 긴뼈(장골)를 포함한 대부분의 뼈들의 뼈되기(골화) 과정

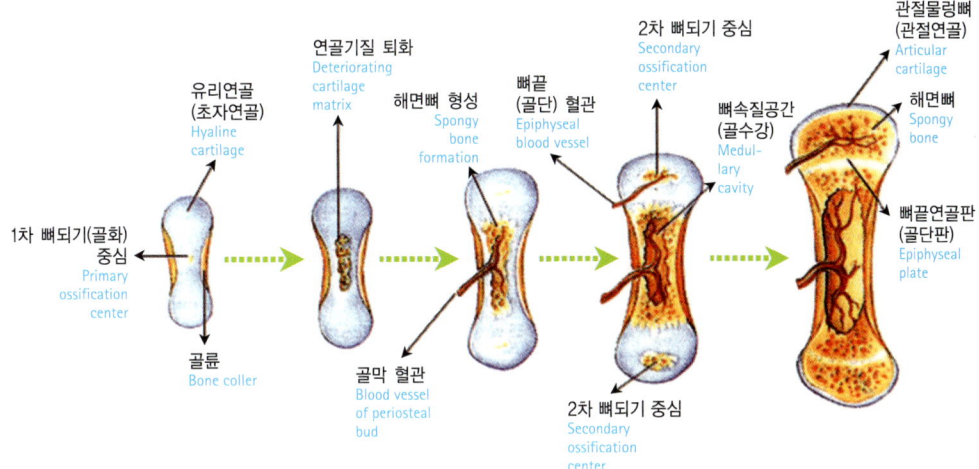

(2) 막내뼈되기 (막내골화)
  ① 섬유성 결합조직이 직접 뼈로 대치되는 과정
  ② 납작뼈(편평골)의 뼈되기 과정

## 5 뼈의 생장 요인 (성장 인자)

(1) 적절한 강도의 자극과 스트레칭 (운동)
(2) 혈중 칼슘과 인의 농도
(3) 비타민 A, C, D
(4) 뇌하수체, 갑상샘, 부갑상샘, 성장호르몬(뼈어미(골모)세포 활동 및 뼈형성(골합성) 촉진)

# 2 뼈의 구조

## 1 뼈바깥막 (골막 ; Periosteum)

(1) 뼈의 표면을 싸고 있는 질긴 2겹의 섬유막
(2) 뼈어미(골모)세포와 혈관이 존재
(3) 뼈의 보호, 영양 공급, 골절 시 재생, 부피 성장 기능

## 2 뼈끝 (골단 ; Epiphysis)
(1) 긴뼈(장골) 양끝 부분으로 대부분 유리연골(초자연골)로 구성
(2) 뼈끝(골단)의 비후로 뼈의 길이 생장이 이루어짐.

## 3 치밀뼈 (치밀골 ; Compact bone)
(1) 뼈의 가장 바깥 층
(2) 하버스 관과 볼크만 관이 존재(혈관과 신경의 통로)

## 4 해면뼈 (해면골)
(1) 뼈의 중간층
(2) 뼈잔기둥(골소주)이 발달

## 5 뼈속질공간 (골수강)
- 뼈의 내층에 비어있는 공간으로 뼈속질(골수)이 들어 있음.
 (1) **적색뼈속질 (적골수)** : 조혈기능이 있는 뼈속질 (복장뼈(흉골), 갈비뼈(늑골), 척추, 볼기뼈(관골)의 뼈속질은 평생 조혈기능을 가짐.)
 (2) **황색뼈속질 (황골수)** : 지방으로 대치되어 조혈기능을 잃어버린 뼈속질

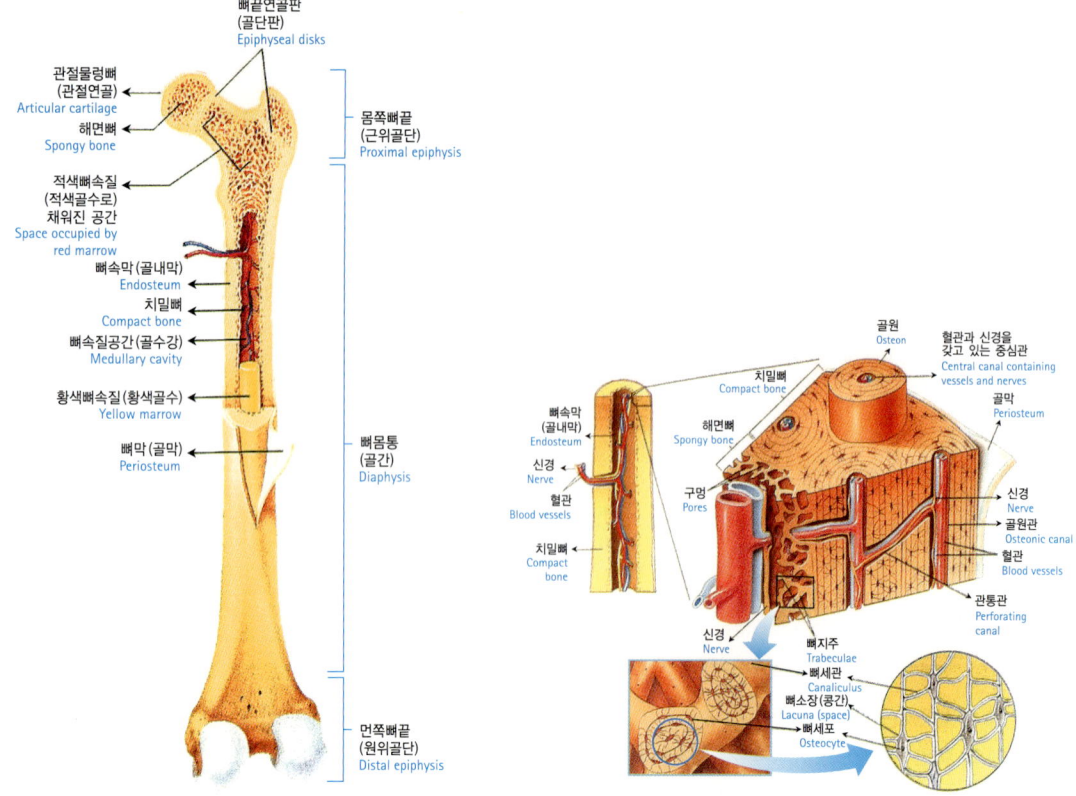

【 긴뼈의 주요구조 】　　　【 치밀뼈의 미세구조 】

## 3 머리뼈 (두개골)

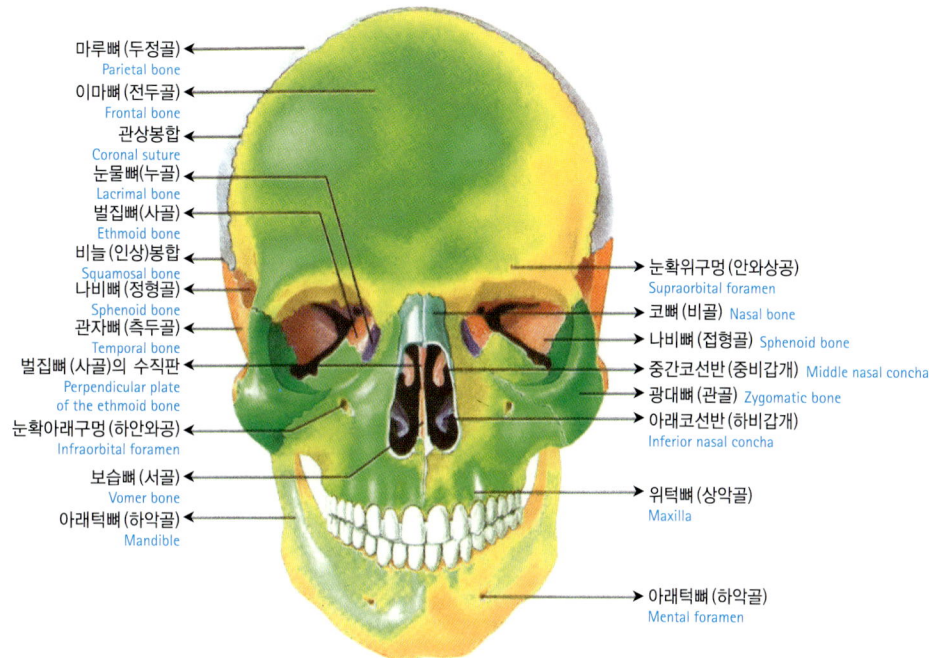

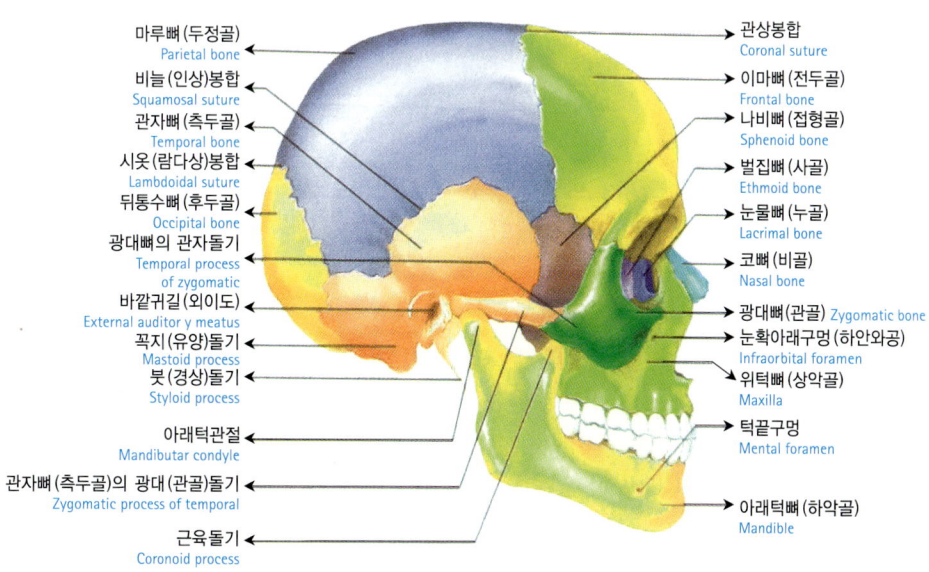

### 1 머리뼈 (두개골)의 분류

| 머리뼈 (두개골 ; Skull) 15종 / 23개 | 뇌머리뼈 (뇌두개골 ; Cranial bone) 6종 / 8개 | 이마뼈 (전두골 ; Frontal) : 1개 |
|---|---|---|
| | | 뒤통수뼈 (후두골 ; Occipital) : 1개 |
| | | 관자뼈 (측두골 ; Temporal) : 2개 |
| | | 마루뼈 (두정골 ; Parietal) : 2개 |
| | | 나비뼈 (접형골 ; Sphenoid) : 1개 |
| | | 벌집뼈 (사골 ; Ethmoid) : 1개 |
| | 얼굴머리뼈 (안면골 ; Facial bone) 9종 / 15개 | 눈물뼈 (누골 ; Lacrimal) : 2개 |
| | | 코뼈 (비골 ; Nassal) : 2개 |
| | | 광대뼈 (관골 ; Zygomatic) : 2개 |
| | | 입천장뼈 (구개골 ; Palatine) : 2개 |
| | | 위턱뼈 (상악골 ; Maxilla) : 2개 |
| | | 아래코선반 (하비갑개 ; inf. nasal concha) : 2개 |
| | | 보습뼈 (서골 ; Vomer) : 1개 |
| | | 아래턱뼈 (하악골 ; Mandible) : 1개 |
| | | 목뿔뼈 (설골 ; Hyoid) : 1개 |

### 2 눈확 (안와 ; Orbit)
(1) 안구와 그 부속기가 수용되어 있는 4각의 원뿔형 공간
(2) 구성 : 이마뼈(전두골), 위턱뼈(상악골), 광대뼈(관골), 나비뼈(접형골), 벌집뼈(사골), 눈물뼈(누골), 입천장뼈(구개골)
(3) 뒷면에는 시각신경관(시신경관), 위눈확틈새(상안와열), 아래눈확틈새(하안와열)이 있음.

### 3 날개입천장오목 (익구개와 ; Pterygopalatine fossa)
(1) 관자아래우묵(측두하와)의 일부가 앞 안쪽으로 들어가 이룬 좁은 틈새
(2) 위턱뼈, 나비뼈, 입천장뼈
(3) 위턱신경(상악신경)과 턱동맥(악동맥)의 분기 장소

### 4 코안 (비강 ; Nasal cavity)과 코곁굴 (부비동 ; Paranasal sinus)
(1) 코안
  ① 구성 : 나비뼈, 벌집뼈, 입천장뼈, 위턱뼈, 코뼈(비골), 아래코선반(하비갑개)
  ② 코중격(비중격 ; Nasal septum)의 상부는 벌집뼈의 수직판, 하부는 보습뼈와 연골로 구성, 주로 왼쪽으로 굽어 코중격편위를 만듦.
  ③ 위·중간·아래코선반(상비갑개·중비갑개·하비갑개)에 의해 위·중간·아래콧길(상비도·중비도·하비도)의 틈새가 형성

(2) 코곁굴
  ① 코안을 둘러싼 머리뼈의 일부는 공기를 함유하고 있으며, 코안과 교통 : 코곁굴
  ② 이마뼈동굴(전두동 ; Frontal sinus) : 2개의 코곁굴로 중간콧길에 개구

③ 벌집뼈동굴(사골동 ; Ethmoidal sinus) : 3~18개의 코곁굴로 아래콧길, 위콧길에 개구
④ 나비뼈동굴(접형동 ; Sphenoidal sinus) : 2개의 코곁굴로 중간콧길에 개구
⑤ 위턱뼈동굴(상악동 ; Maxillary sinus) : 가장 큰 코곁굴로 아래콧길에 개구

## 5 봉합(Suture)

(1) 머리뼈에서 볼 수 있는 섬유성 관절
(2) 머리뼈의 주요 봉합

| | |
|---|---|
| 시상봉합(Sagittal suture) | 마루뼈와 마루뼈의 결합 |
| 관상봉합(Coronal suture) | 마루뼈와 이마뼈의 결합 |
| 비늘봉합(Squamous suture) | 마루뼈 + 뒤통수뼈 + 관자뼈 결합 |
| 시옷봉합(Lambdoid suture) | 마루뼈와 뒤통수뼈의 결합 |

## 6 숫구멍(천문 ; Fontalnelle)

– 신생아의 머리뼈가 뼈되기(골화)되지 않고 말랑말랑한 섬유막으로 남아있는 상태 (6곳)

(1) 앞숫구멍(대천문 ; Anterior fontanelle)
    ① 가장 큰 숫구멍
    ② 관상봉합과 시상봉합이 만나는 부분
    ③ 생후 2년 폐쇄

(2) 뒷숫구멍(소천문 ; Posterior fontanelle)
    ① 시상봉합과 시옷봉합이 만나는 부분
    ② 생후 3개월 폐쇄

(3) 앞가쪽 숫구멍(전외측천문 ; Anterolateral fontanelle)
    ① 관상봉합과 비늘봉합이 만나는 부분
    ② 생후 6개월 폐쇄

(4) 뒤가쪽 숫구멍(후외측천문 ; Posterolateral fontanelle)
    ① 비늘(인상)봉합과 시옷봉합이 만나는 부분
    ② 생후 1.5년 폐쇄

## 7 머리뼈 내부의 구조

(1) 이마뼈우묵(전두개와 ; Anterior cranial fossa)
    ① 이마뼈, 벌집뼈, 나비뼈에 의해 형성
    ② 대뇌 이마엽이 위치
    ③ 볏돌기(대뇌낫) 부착
    ④ 벌집체판 (후각신경의 통로)

(2) 중간머리뼈우묵 (중두개와 ; Middle cranial fossa)
　① 나비뼈, 관자뼈로 구성
　② 대뇌 관자엽과 뇌하수체가 위치
　③ 터어키안 (뇌하수체가 위치)
　④ 시각신경관 (시신경의 통로)
　⑤ 원형구멍 (위턱신경이 통과)
　⑥ 아래턱신경이 통과하는 타원구멍이 존재
　⑦ 중간뇌막이 통과하는 뇌막동맥구멍이 존재

(3) 뒤머리뼈우묵 (후두개와 ; Posterior cranial fossa)
　① 뒤통수뼈로 구성
　② 대뇌 뒤통수엽과 소뇌, 숨뇌가 위치
　③ 큰구멍 (척수가 통과)
　④ 속귀길 (내이도)
　⑤ 목정맥구멍 (경정맥공)
　⑥ 속뒤통수뼈융기 (내후두융기)

## 8 머리뼈 (두개골)의 주요 통로와 통과물

| 위치 | 통로 | 통과물 |
|---|---|---|
| 관자뼈 (측두골) | 목 (경)동맥관 | 속목동맥 (내경동맥) |
|  | 붓꼭지구멍 (경유돌공) | 얼굴신경 (안면신경) |
|  | 속귀길 (내이도) | 얼굴신경, 속귀신경, 속귀동맥 |
| 관자뼈 (측두골)와 뒤통수뼈 (후두골) 사이 | 목정맥구멍 (경정맥공) | 혀인두신경 (설인신경), 미주신경, 더부신경 (부신경), 속목정맥 (내경정맥) |
|  | 큰구멍 (대공) | 척수, 더부신경 (부신경), 척추동맥 (추골동맥) |
|  | 혀밑신경관 (설하신경관) | 혀밑신경 (설하신경) |
| 나비뼈 (접형골) | 원형구멍 (정원공) | 위턱신경 (상악신경) |
|  | 타원구멍 (난원공) | 아래턱신경 (하악신경) |
|  | 뇌동맥구멍 (극공) | 중간뇌막동맥 (중경막동맥), 중간뇌막정맥 (중경막정맥) |
|  | 위눈확틈새 (상안와열) | 눈돌림신경 (동안신경), 도르래신경 (활차신경), 갓돌림신경 (외전신경), 눈신경 (안신경), 눈정맥 (안정맥) |
|  | 시각신경구멍 (시신경공) | 시각신경 (시신경), 눈동맥 (안동맥) |
|  | 날개관 (익돌관) | 교감신경, 부교감신경 |
| 나비뼈, 관자뼈, 뒤통수뼈 사이 | 파열구멍 (파열공) | 없음 |
| 나비뼈와 입천장뼈 사이 | 입천장구멍 (접구개공) | 코입천장신경 (비구개신경) |
| 나비뼈와 위턱뼈 사이 | 아래눈확틈새 (하안와열) | 눈확아래신경 (안와하신경), 광대신경 (관골신경) |
| 벌집뼈 (사골) | 뒤신경구멍 (후신경공) | 후각신경 (후신경) |
| 위턱뼈 (상악골) | 앞니구멍 (절치공) | 앞니신경 (절치신경) |
| 아래코선반 (하악골) | 턱뼈구멍 (하악공) | 아래이틀신경 (하치조신경), 동·정맥 |

### 9 머리뼈 분리뼈(낱개 두개골)

(1) 이마뼈 (전두골 ; Frontal bone)
① 이마를 이루고 눈확 및 코안의 천장을 구성
② 태생기에는 2개지만 생후 8세경 이마봉합으로 결합

(2) 마루뼈 (두정골 ; Pariental bone)
① 1쌍의 불규칙한 사각형 모양의 넙적뼈
② 4개의 모서리와 4개의 각을 가지고 있음.
③ 모든 봉합의 구성뼈
④ 마루뼈구멍 (이끌정맥(도출정맥) 통과)

(3) 뒤통수뼈 (후두골 ; Occipital bone)
① 이마뼈의 뒤 아래를 구성
② 나비뼈, 관자뼈, 마루뼈와 관절
③ 뒤통수뼈 아래에 큰구멍(척수의 통로)이 존재
④ 큰구멍의 양옆에는 뒤통수뼈관절융기 (후두과)라는 돌기가 있음.
⑤ 뒤통수뼈관절융기는 고리뼈와 관절을 이룸.

(4) 관자뼈 (측두골 ; Temporal bone)
① 두 개의 아래쪽면과 두 개 바닥의 일부를 형성
② 마루뼈 아래에 위치
③ 비늘부, 고실부, 꼭지부, 바위부분으로 나뉨.

| | |
|---|---|
| 비늘부 | • 비늘봉합으로 마루뼈와 만남<br>• 앞으로 얼굴의 광대뼈와 만나는 광대뼈돌기 형성<br>• 관골활(뺨의 돌출부) 형성<br>• 광대돌기(관골돌기) 아래면의 턱관절오목(하악와)에서 아래턱뼈(하악골)와 턱관절 형성 |
| 고실부 | • 바깥귀길(외이도)를 둘러쌈<br>• 고막이 붙어 있음<br>• 붓돌기(경상돌기)가 있음 |
| 꼭지부 | • 꼭지돌기가 있음<br>• 붓꼭지구멍(경유돌공)으로 얼굴신경이 통과 |
| 바위부분 | • 관자뼈 아래에 위치<br>• 바깥귀길(외이도), 가운데귀(중이), 속귀(내이)를 포함 |

(5) 나비뼈 (접형골 ; Sphenoid bone)
① 머리뼈 바닥 부분(두개저부) 중앙에 위치
② 몸통과 세 쌍의 돌기 (큰날개(대익), 작은날개(소익), 날개돌기(익상돌기))로 구성

| | |
|---|---|
| 몸통 (골체) | • 몸통 내부에 나비굴 (접형골동)<br>• 몸통 위면에 터어키안<br>• 몸통 중앙에 뇌하수체오목 |
| 큰날개 (대익) | • 나비몸통에서 바깥으로 돌출<br>• 원형구멍 (위턱 (상악)신경), 타원구멍 (아래턱 (하악)신경), 뇌막동맥구멍 (중뇌막동맥) |
| 작은날개 (소익) | • 전구개오목의 바닥, 눈확 (안와)의 속벽을 형성<br>• 시각신경관 (시신경) |
| 날개돌기 (익상돌기) | • 코안과 입안의 바깥벽 구성 |

③ 위눈확틈새 (상안와열) : 안구운동을 조절하는 제 3, 4, 6번 뇌신경의 통로
④ 원형구멍, 타원구멍 : 5번 뇌신경 가지의 통로
  * 원형구멍은 타원구멍으로 큰날개 바닥 (기저부)에 위치
  * 타원구멍의 뒤가쪽 (후외측)에 뇌동맥구멍 (극공)이 있어 중대뇌동맥이 통과

(6) 벌집뼈 (사골 ; Ethmoid bone)
  ① 나비뼈와 코뼈 사이에 위치
  ② 코안의 위 가쪽벽과 코중격의 일부 형성
  ③ 벌집뼈 위면의 벌집체판에 후각신경구멍 (후신경공)이 있음.
  ④ 체판 (체관) 사이에는 볏돌기 (계관)가 있음.
  ⑤ 벌집뼈 아래로 돌출된 수직판은 코중격의 위를 형성

(7) 아래턱뼈 (하악골 ; Mandible)
  ① 턱뼈몸통과 턱뼈가지 (하악지)로 구성
  ② 턱뼈몸통 위모서리 (상연)에 치아가 박히는 오목 (와)이 있음.
  ③ 턱뼈가지 속면의 턱뼈구멍으로 치아로 가는 신경이 지남.

(8) 위턱뼈 (상악골 ; Maxillary bone)
  ① 좌, 우 한 쌍의 결합
  ② 위턱뼈몸통 (상악골체)과 4개의 돌기로 구분
  ③ 아래턱뼈를 제외한 모든 얼굴뼈들과 관절을 이룸.
  ④ 치조돌기가 있어 윗니를 수용함.
  ⑤ 좌우의 입천장돌기 (구개돌기)가 만나 정중입천장봉합 (정중구개봉합)을 이루며, 단단입천장 (경구개) 2/3를 형성
  ⑥ 눈확아래구멍 (하안와공)으로 혈관과 신경이 지남.

(9) 광대뼈 (관골 ; Zygometic bone)
  ① 광대뼈
  ② 뒷면은 관자뼈의 광대돌기 (관골돌기)와 만나 광대활 (관골궁) 형성
  ③ 앞면은 위턱뼈의 광대돌기와 관절
  ④ 이마돌기, 관자돌기, 위턱돌기가 존재

(10) 코뼈 (비골 ; Nasal bone)
　① 콧대를 형성
　② 위는 이마뼈, 가쪽은 위턱뼈, 뒤로 벌집뼈와 관절
　③ 아래는 코연골과 연결

(11) 눈물뼈 (누골 ; Lacrimal bone)
　① 눈확의 안쪽 벽을 형성
　② 위는 이마뼈, 뒷면은 벌집뼈, 앞면은 위턱뼈와 관절
　③ 눈물뼈 앞면의 홈은 위턱뼈와 만나 눈물주머니오목(누낭와)을 형성

(12) 입천장뼈 (구개골 ; Palatine bone)
　① 수직판과 수평판으로 구분
　② 수평판은 위턱뼈의 입천장돌기(구개돌기)와 가로입천장봉합(횡구개봉합)을 이룸.
　③ 수평판 위로 돌출된 수직판은 코안의 뒤바깥벽과 눈확을 형성
　④ 위턱뼈, 나비뼈와 관절

(13) 보습뼈 (서골 ; Vomer)
　- 코안 내부에서 코중격의 아래를 형성

(14) 코선반뼈 (하비갑개 ; Inferior nasal concha)
　① 코안 바깥벽 형성
　② 중간콧길과 아래콧길의 경계

(15) 목뿔뼈 (설골 ; Hyoid)
　① 몸통, 큰뿔(대각), 작은뿔(소각)로 구분
　② 관절을 이루지 않음.

## 4　척주

### 1 척주

(1) 길이 : 70~75cm
(2) 26개의 불규칙한 뼈로 연결된 신체 축
　　＊목뼈(경추) 7개, 등뼈(흉추) 12개, 허리뼈(요추) 5개, 엉치뼈(천골) 1개, 꼬리뼈(미골) 1개
(3) 척추사이원반(추간원판) : 섬유연골, 23개
(4) 척추뼈사이구멍(추간공) : 29쌍
(5) 척추관 : 척수가 지나감.

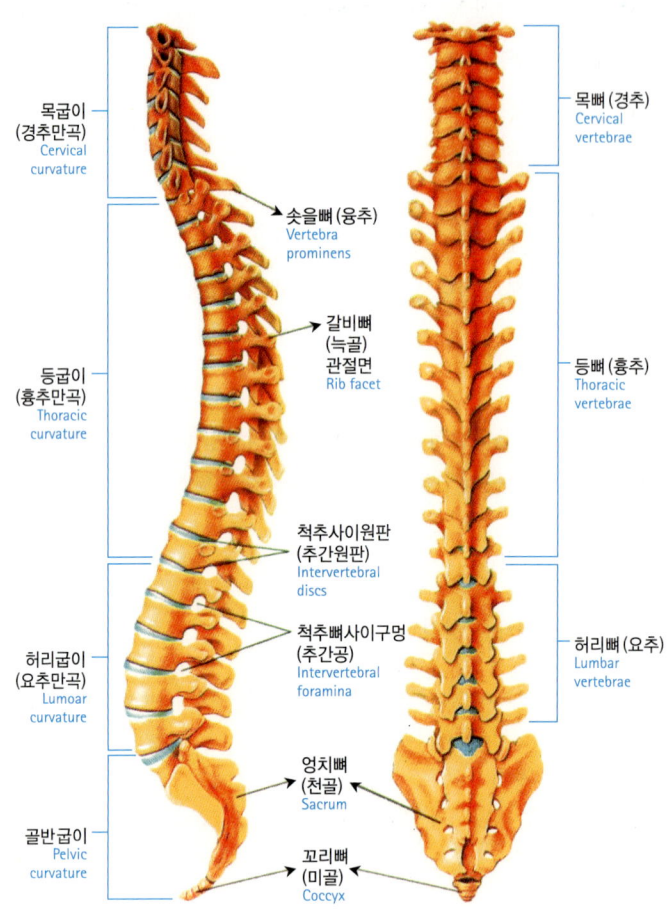

## 2 척주의 굽이

(1) 신생아 2개, 성인 4개

(2) 1차 굽이 : 등굽이(흉추만곡), 엉치굽이(천추만곡)

　＊신생아 굽이, 뒤로 볼록함.

(3) 2차 굽이 : 목굽이(경추만곡), 허리굽이(요추만곡)

　＊목굽이 : 생후 3~9개월에 형성, 뒤로 오목

　＊허리굽이 : 생후 12~18개월에 형성, 뒤로 오목

### 3 척추

- 앞쪽에 척추뼈몸통, 뒷쪽에 척추뼈고리(추궁), 척추뼈몸통과 척추뼈고리의 사이에 척추뼈구멍(추공)이 있음.
- 척추 간의 연속된 척추뼈구멍은 척주관을 형성, 척수가 지남.
- 척추뼈고리의 2개의 고리뿌리(추궁근)와 2개의 고리판(추궁판)으로 구성
- 척추뼈고리에는 3종 7개의 돌기
    * 가시돌기(극돌기 → 1개), 가로돌기(횡돌기 → 2개), 위·아래 관절돌기(상·하 관절돌기 → 각각 2개씩)
- 위·아래관절돌기가 관절을 이루어 척추의 연속(척주)을 이룸.
- 방추근육(추근)의 위·아래 모서리(상·하연)의 위·아래 척추뼈패임(상·하 추절흔)이 척추사이구멍(추간공)을 형성하고 척수신경이 지남.

(1) 목뼈
  ① 7개
  ② $C_1$ : 고리뼈(환추), 척추뼈몸통과 가시돌기(극돌기)가 없음.
  ③ $C_2$ : 중쇠뼈(축추), 치아돌기(치돌기)가 돌출되어 꼬리뼈와 관절 형성

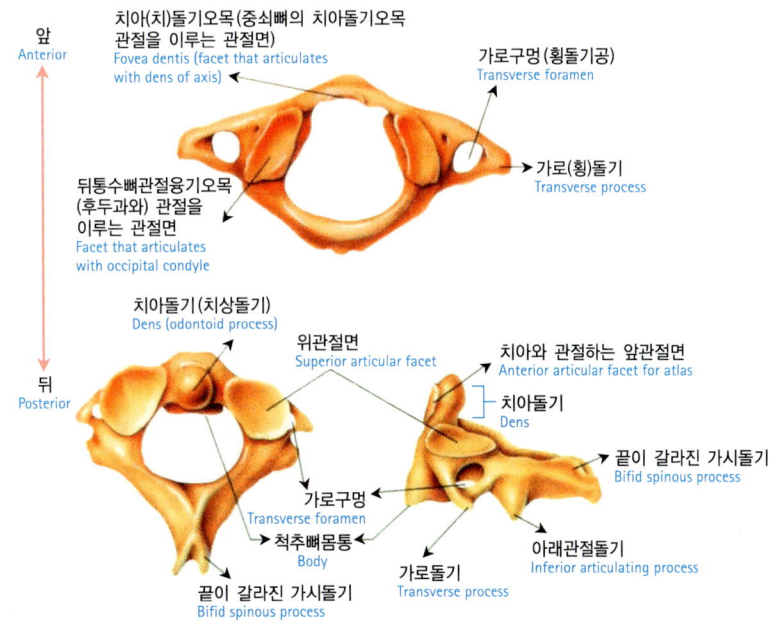

  * 고리뼈(환추)와 중쇠뼈(축추) 사이에는 척주사이원반(추간원판)이 없음.
  ④ $C_{3\sim7}$
  ⑤ 척추뼈몸통은 난원형이고, 가로지름(횡경)이 앞뒤 지름보다 넓음.

⑥ $C_7$을 제외한 가시돌기는 짧고 끝이 갈라져 있음.
⑦ 척추뼈구멍은 크고 삼각형
⑧ 가로돌기에는 가로돌기구멍이 있으며, 척추 동·정맥이 지남.

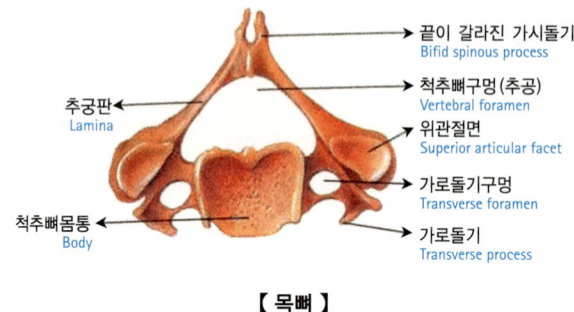

【 목뼈 】

(2) 등뼈
① 12개 모두 갈비뼈와 관절을 이룸.
② 척추뼈몸통은 심장모양으로 두 개의 오목과 양측의 위·아래면에 반관절면이 있음.
  * 반관절면에서 갈비뼈머리 (늑골두)와 관절
③ 가시돌기는 길고 아래방향을 향함.
④ $T_1$~$T_{12}$의 가로돌기는 가로돌기갈비오목 (횡돌늑골와)이 있음.

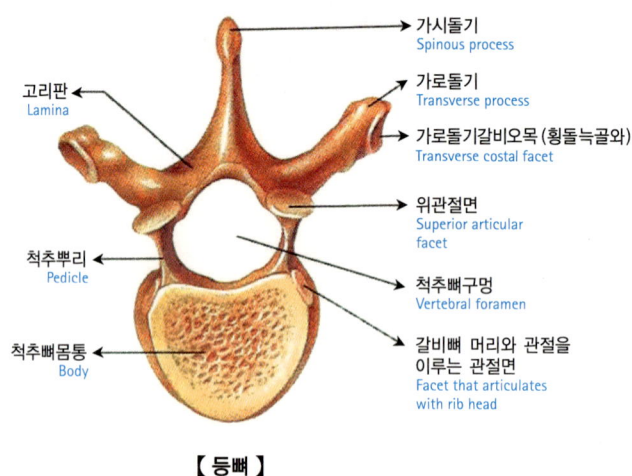

【 등뼈 】

(3) 허리뼈
① 5개
② 체중을 지탱

③ 방추근육과 고리판은 다른 척추뼈보다 짧고 두꺼움.
④ 가시돌기는 짧고 평편함.

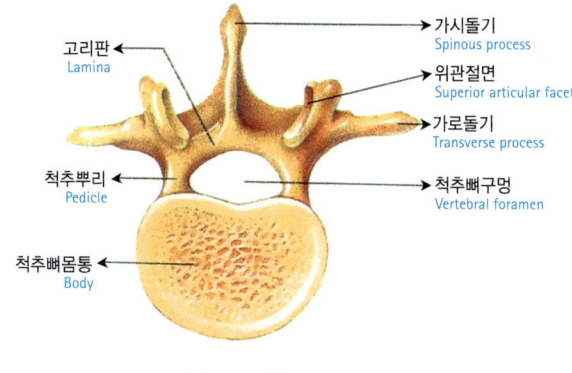

【 허리뼈 】

(4) 엉치뼈
① 5개의 엉치뼈가 융합되어 형성
② 위관절돌기(상관절돌기)에 의해 5번 허리뼈와 관절을 이룸.
③ 아래로 꼬리뼈와 관절을 이룸.
④ 엉치뼈곶(천골갑각) : 첫 번째 엉치척추뼈의 앞위모서리
⑤ 4개의 가로선과 4쌍의 엉치뼈구멍(천골공)이 있음.

(5) 꼬리뼈
- 3개~5개의 꼬리척추뼈가 1개의 뼈로 융합

## 4 척추사이원판

(1) 23개의 섬유성 연골, 척추뼈 사이에 존재
(2) 척주 길이의 1/3
(3) 주변부는 섬유테(륜), 안쪽에는 속질핵(수핵)으로 구성

　＊ 속질핵 : 반유동체로 척추사이원판의 신축성과 압축성을 부여
　＊ 섬유테 : 수핵을 둘러싸며, 수핵의 팽창을 막음.

## 5 인대

(1) 앞세로인대(전종인대) : 넓고 척추원반과 척추뼈를 강하게 붙잡고 있어 지지역할과 함께 척주의 과다폄(과신전)을 방지
(2) 뒤세로인대(후종인대) : 척주 뒤에서 척주의 급격한 굽힘(굴곡)을 방지
(3) 가시사이인대(극간인대) : 인접하는 가시돌기 사이에 부착하는 얇은 인대
(4) 가시끝인대(극상인대) : 일곱번째 목뼈 가시돌기에서 엉치뼈까지 가시돌기 위를 덮는다.

(5) 횡돌간인대 : 가로돌기와 가로돌기 사이를 연결
(6) 황색인대 : 인접한 고리판을 연결

## 5 가슴우리 (흉곽)

### 1 개요
(1) 앞쪽 : 복장뼈와 갈비연골
(2) 옆쪽 : 갈비뼈
(3) 뒤쪽 : 등뼈
(4) 아래쪽이 넓은 원추형 구조로 가슴안(흉강) 내 주요 장기를 보호
(5) 팔이음뼈(상지대)와 팔(상지)을 지지

### 2 복장뼈 (흉골)
(1) 가슴우리(흉곽)의 앞쪽에 위치한 15cm의 납작뼈
(2) 복장뼈자루(흉골병), 복장뼈몸통(흉골체), 칼돌기(검상돌기)의 융합
(3) 복장뼈자루 : 가장 위에 있으며, 가쪽으로 빗장뼈(쇄골), 제 1 갈비뼈(늑골)와 관절을 이룸.
(4) 복장뼈몸통 : 복장뼈의 대부분을 차지하며, 2~7번 갈비연골과 관절을 이룸.
(5) 칼돌기(검상돌기) : 가로막과 배곧은근(복직근)의 잇는곳

### 3 갈비뼈 (늑골)
(1) 12쌍, 가슴우리의 가쪽벽을 형성
(2) 뒤로 등뼈와 연결
(3) 위로 7쌍은 갈비연골에 의해 복장뼈에 직접 부착 : 참갈비뼈(진늑골)
(4) 아래 5쌍의 갈비뼈는 간접적으로 복장뼈에 붙거나(8~10) 붙어 있지 않음 (11~12). : 거짓갈비뼈(가늑골)
  * 11, 12번 갈비뼈는 복장뼈와 관절하지 않고 끝이 떠 있음 : 가짜갈비뼈(부유늑골)
(5) 제 7~8 갈비뼈사이근(늑간근)이 가장 넓기 때문에 가슴막안천자에 이용됨.

## 6 팔뼈 (상지골)

### 1 분류
- 팔뼈 64개 : 팔이음뼈(상지대골) 4개 + 자유팔뼈 60개
  (1) 팔이음뼈 : 빗장뼈 2개, 어깨뼈 2개
  (2) 자유팔이음뼈 : 위팔뼈 2개, 자뼈 2개, 노뼈 2개, 손목뼈(수근골) 16개, 손허리뼈(중수골) 10개, 손가락뼈(지골) 28개

## 2 팔뼈

(1) 어깨뼈 (견갑골)

① 2~7 갈비뼈 사이에 있는 삼각형 모양의 납작뼈

② 구조

    a. 3개의 모서리 (위모서리 (상연), 안쪽모서리 (내측연), 가쪽모서리 (외측연)와 3개의 각 (위각 (상각), 하각 (아래각), 가쪽각 (외측각)으로 구성

    b. 가쪽각 : 팽대된 뼈끝 (골단)을 가지며, 관절오목 (관절와)이 있어 위팔뼈와 관절을 이룸.

    c. 부리돌기 (오훼돌기) : 관절오목 근처에서 앞으로 돌출, 인대와 근육이 부착

    d. 어깨봉우리 (견봉) : 어깨뼈가시가 가쪽으로 뻗어나가 형성

③ 빗장뼈와 위팔뼈를 연결

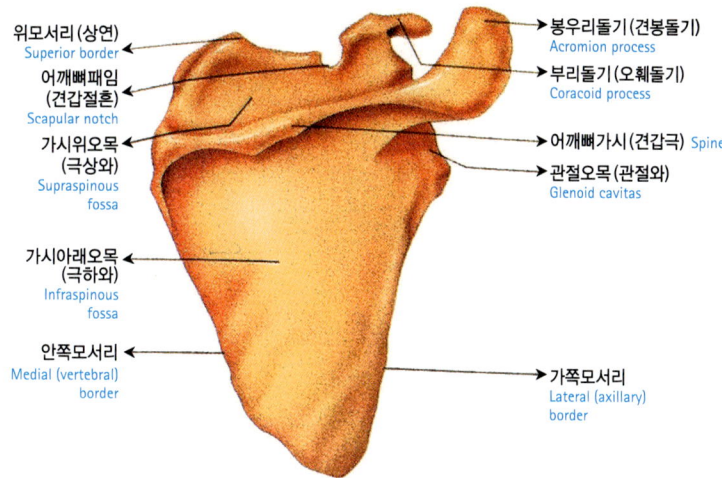

(2) 빗장뼈

① 인체에서 뼈되기 (골화)가 가장 먼저 시작되는 뼈

② S자 모양

③ 어깨뼈와 복장뼈를 연결

    * 복장뼈끝 (흉골단) : 복장뼈의 빗장뼈패임 (쇄골절흔)과 관절

    * 빗장뼈끝 (쇄골단) : 어깨뼈 (견갑골)의 어깨봉우리 (견봉)와 관절

(3) 위팔뼈

① 어깨에서 팔꿈치까지의 뼈 (긴뼈)

② 구조

    a. 위 끝은 위팔뼈머리 (상완골두)로 어깨뼈와 관절을 이룸.

    b. 위팔뼈머리 아래에 큰결절과 작은결절이 있음.

* 큰결절 : 가시위근(극상근), 가시아래근(극하근), 작은원근(소원근)의 닿는곳
* 작은결절 : 큰원근, 어깨아래근(견갑하근)의 닿는곳
  c. 결절사이고랑(결절간구) : 위팔두갈래근(상완이두근)의 긴갈래(장두)가 지남.
  d. 골체에는 세모근 거친면(삼각근 조면)과 노신경고랑(요골신경구)이 있음.
     * 세모근 거친면 : 삼각근의 닿는곳
     * 노(요골)신경고랑 : 노신경이 지나는 통로
  e. 아래 끝은 자뼈와 팔꿉관절(주관절)을 이룸.
  f. 위팔뼈도르래(상완골활차) : 자뼈의 도르래패임(활차절흔)과 관절
  g. 위팔뼈작은머리(상완골소두) : 노뼈머리(요골두)와 관절
  h. 가쪽위관절융기(외측상과) : 손목과 손의 폄근육(신전근) 잇는곳
  i. 안쪽위관절융기(내측상과) : 손목과 손의 굽힘근육(굴곡근) 잇는곳

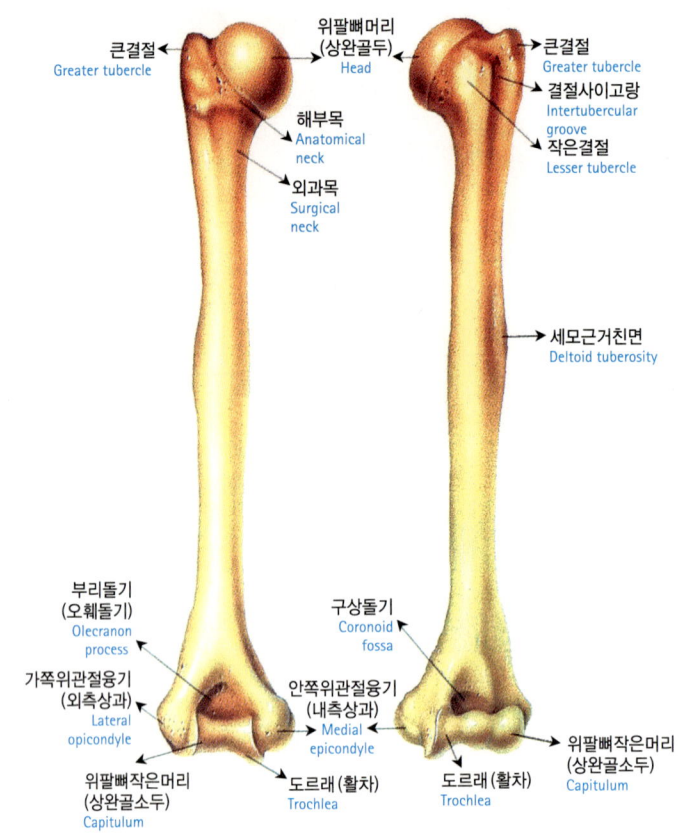

(4) 노뼈
  ① 아래팔(전완)의 두 뼈 중 가쪽에 위치
  ② 구조
     a. 위에 노뼈머리와 노뼈거친면(요골조면)이 있음.

b. 팔꿉관절로부터 손목까지 뻗으며 내회전(회내), 외회전(회외) 시 자뼈를 가로질러 이동
   c. 노뼈머리 바로 아래의 골체에는 노뼈거친(요골조)면이 있어 위팔두갈래근(상완이두근)이 닿음
   d. 노뼈 원위단의 붓돌기(경상돌기)에는 손목인대가 부착

(5) 자뼈
   ① 아래팔의 두 뼈 중 안쪽에 위치
   ② 구조
      a. 자뼈의 근위단은 팔뼈(상완골)의 도르래(활차)와 관절을 이루는 도르래패임(활차절흔)이 있음.
      b. 도르래패임 위에 부리(오훼)돌기가 있고, 위팔세갈래근(상완삼두근)의 닿는곳이 됨.
      c. 자뼈 원위단의 자뼈머리(척골두)는 노뼈의 자뼈패임(척골절흔)과 관절을 이룸.
      d. 자뼈 원위단의 붓돌기(경상돌기)에는 손목인대가 부착

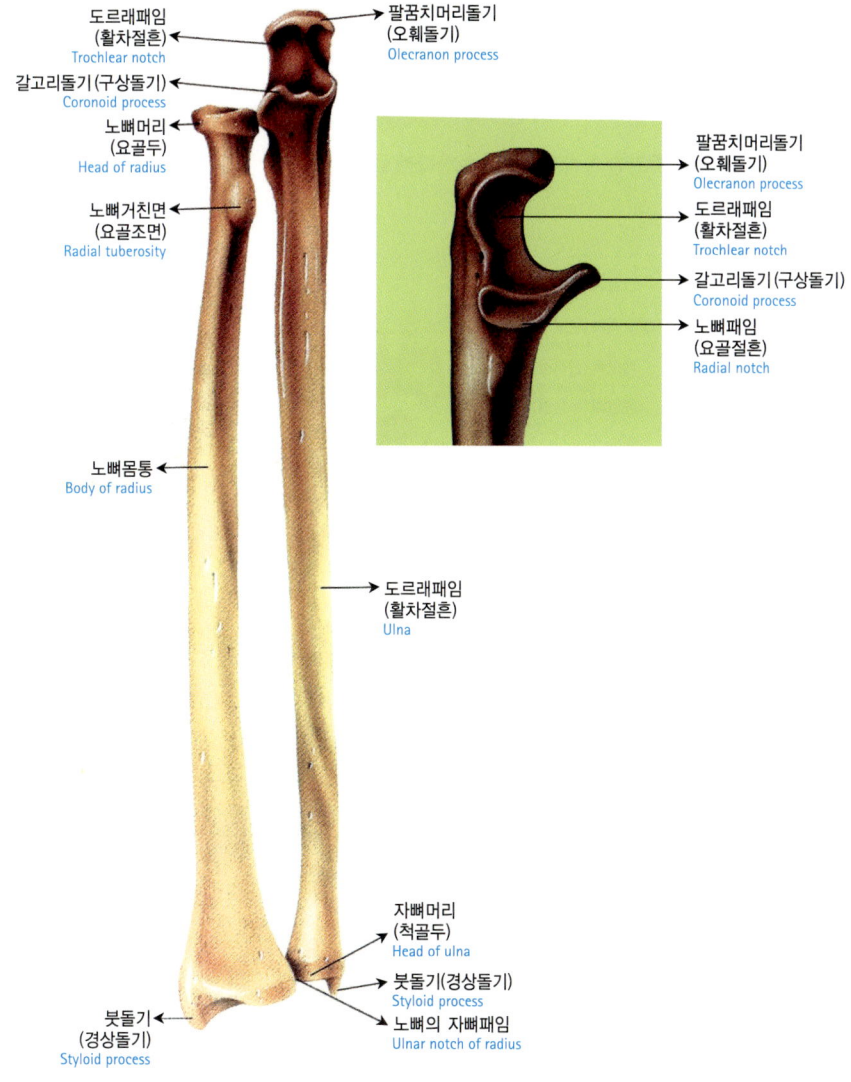

Chapter 02 뼈대계(Skeletal system) | 41

(6) 손목뼈 (수근골)
  ① 손목을 구성하는 8개의 작은 손목뼈
  ② 손목 골격은 4개씩 2줄로 구성
    * 큰마름뼈(대능형골), 작은마름뼈(소능형골), 알머리뼈(유두골), 갈고리뼈(유구골) : 먼쪽(원위부) 손목뼈
    * 손배뼈(주상골), 반달뼈(월상골), 세모뼈(삼각골), 콩알뼈(두상골) : 몸쪽(근위부) 손목뼈

(7) 손허리뼈 (중수골)
  ① 5개의 긴뼈
  ② 손허리뼈의 근위단은 손목뼈와, 원위단은 손가락뼈(지절골)와 관절을 이룸.
  ③ 2번째 손허리뼈가 가장 김.
  ④ 3번째 손허리뼈에는 붓돌기(경상돌기)가 있음.
  ⑤ 1번째 손허리뼈는 큰마름뼈, 2번째 손허리뼈는 작은마름뼈, 3번째 손허리뼈는 알머리뼈, 4번째 · 5번째 손허리뼈는 갈고리뼈와 관절

(8) 손가락뼈 (지절골)
  ① 14개의 긴뼈
  ② 근위손가락뼈, 중간손가락뼈, 원위손가락뼈로 구성
    * 엄지손가락은 2개의 손가락뼈로 구성

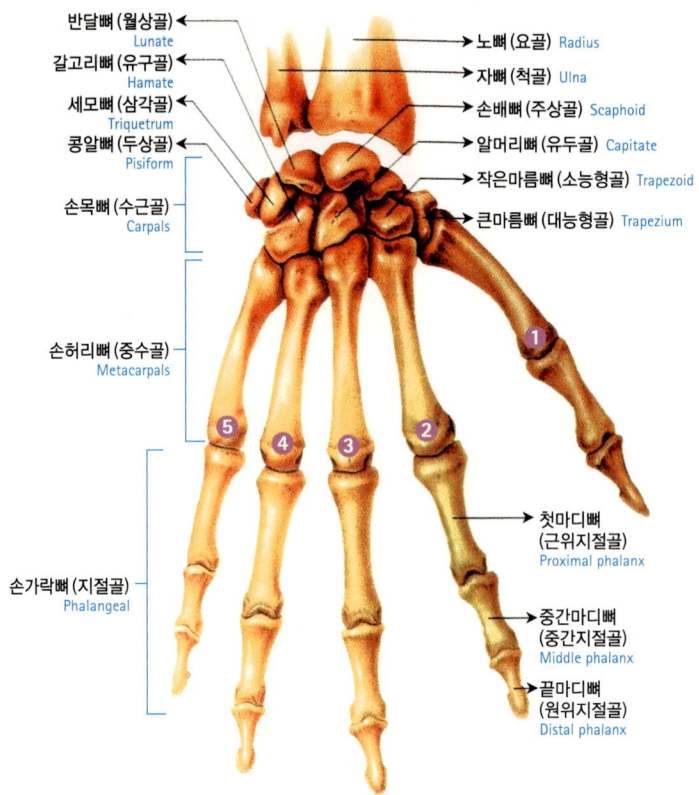

# 7 다리뼈 (하지골)

## 1 분류

- 다리뼈 62개 : 다리이음뼈(하지대골) 2개 + 자유다리뼈 60개
  (1) 다리이음뼈 : 볼기뼈 2개
  (2) 자유다리이음뼈 : 넙다리뼈(대퇴골) 2개, 무릎뼈(슬개골) 2개, 정강뼈(경골) 2개, 종아리뼈(비골) 2개, 발목뼈(족근골) 14개, 발허리뼈(중족골) 10개, 발가락뼈(지골) 28개

## 2 다리뼈

(1) 골반
  ① 볼기뼈, 엉치뼈, 꼬리뼈로 구성
  ② 신생아 때는 3개의 뼈로 나누어져 있지만, 성인이 되면 완전히 융합
  ③ 엉치뼈곶(천골갑각)부터 앞·아래 두덩(치골)결합의 위 가장자리까지 골반선이 큰골반과 작은골반의 경계선
    * 큰골반(위골반, 가성골반) : 배장기 수용
    * 작은골반(아래골반, 진성골반) : 생식기 수용, 분만 시 신생아의 통로
  ④ 볼기뼈절구(관골구) : 넙다리뼈와 엉덩관절을 형성
  ⑤ 골반축 : 골반 입구와 출구의 중앙점을 연결, 분만 시 신생아의 통로

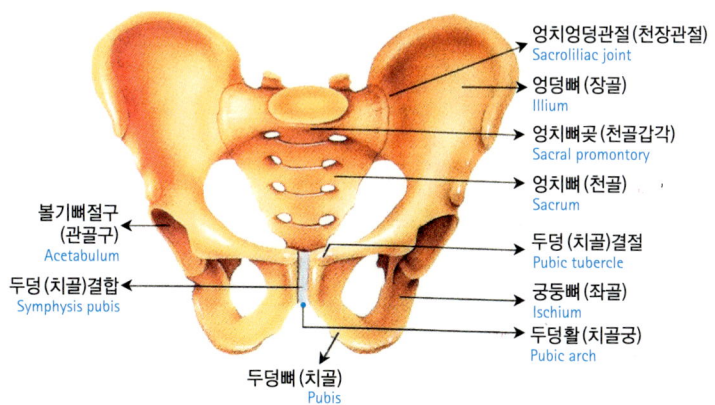

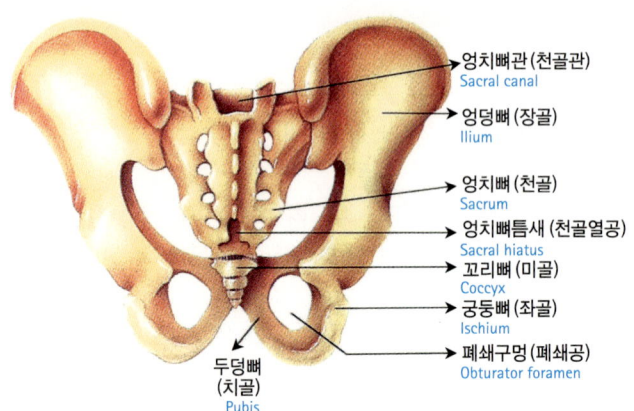

⑥ 남녀 골반의 차이

| 형태 | 여성 | 남성 |
| --- | --- | --- |
| 골반 전체 | 가볍고 매끈함 | 무겁고 거침 |
| 위골반문 | 타원형 | 심장형 |
| 큰골반 | 좁음 | 넓음 |
| 작은골반 | 넓고 얕음 | 깊고 좁음 |
| 두덩결합 | 짧음 | 넓음 |
| 두덩밑각 | 넓음 (90° 이상) | 좁음 (90° 이하) |
| 폐쇄구멍 | 삼각형 | 타원형 |
| 엉치뼈 | 넓고 완만함 | 좁고 굽어 있음 |
| 꼬리뼈 | 뒤쪽 이동 | 고정 |

⑦ 볼기뼈 (관골)
    a. 긴뼈 (장골), 궁둥뼈 (좌골), 두덩뼈 (치골)로 구성
    b. 볼기뼈절구 (관골구)를 형성하여 넙다리뼈 (대퇴골)와 엉덩관절을 이룸.
    c. 궁둥뼈와 두덩뼈 (좌골과 치골) 사이에 폐쇄구멍이 존재

### 긴뼈

- 볼기뼈 (관골) 중 가장 큼.
- 볼기뼈의 윗부분을 구성
- 엉덩뼈몸통 (장골체), 엉덩뼈날개 (장골익)

**궁둥뼈**

- 볼기뼈의 뒤·아래
- 앉은자세에서 체중부하
- 궁둥뼈몸통, 궁둥뼈가지, 폐쇄구멍

 **두덩뼈**

- 볼기뼈의 앞부분
- 두덩뼈몸통(치골체), 치골뼈가지(치골지), 두덩(치골)결절

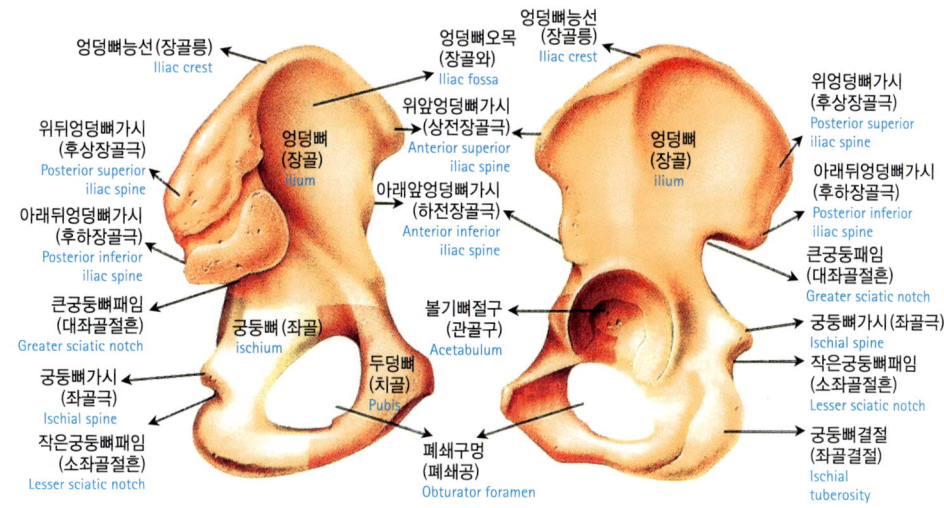

### (2) 무릎뼈
① 무릎 위를 지나는 힘줄(건) 속에 존재한 종자뼈(종자골)
② 힘줄의 각도를 조절하여 다리운동 시 지레 역할을 함.

### (3) 정강뼈
① 종아리를 구성하는 안쪽에 위치하는 뼈
② 정강뼈 근위단은 안쪽관절융기(내측과)와 가쪽관절융기(외측과)를 형성하며, 넙다리뼈와 관절을 이룸.
③ 정강뼈의 원위단은 팽대되어 안쪽관절융기를 형성
④ 정강뼈 원위단의 아래는 목말뼈(거골)와 관절을 이룸.

(4) 넙다리뼈 (대퇴골)
  ① 인체에서 가장 긴뼈
  ② 근위단의 넙다리뼈머리(대퇴골두)는 절(관골)구와 엉덩관절 형성
  ③ 넙다리뼈머리 아래는 넙다리뼈목(대퇴골경)이 있으며, 큰돌기와 작은돌기가 있음.
  ④ 넙다리뼈몸통(대퇴골체) 중간 1/3에는 거친선(조선)이 있으며, 모음근(내전근) 부착부가 됨.
  ⑤ 아래끝에는 안쪽관절융기, 가쪽관절융기, 관절오목(관절와), 무릎뼈면, 안쪽위관절융기(내측상과), 가쪽위관절융기(외측상과)가 있음.

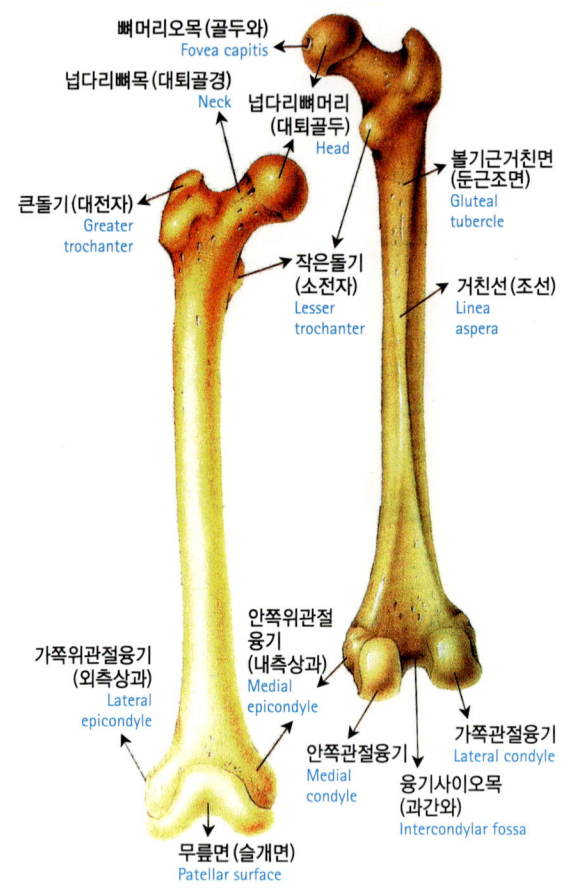

(5) 종아리뼈 (비골)
   ① 종아리를 구성하는 가쪽의 가느다란 뼈
   ② 종아리뼈의 양쪽 끝은 팽대되어 몸쪽은 종아리뼈머리(비골두), 먼쪽은 가쪽복사뼈를 형성
   ③ 종아리뼈머리는 체중부하를 받지 않음.
   ④ 먼쪽은 발목과 관절을 이루며, 가쪽으로 돌출되어 바깥쪽관절융기를 형성

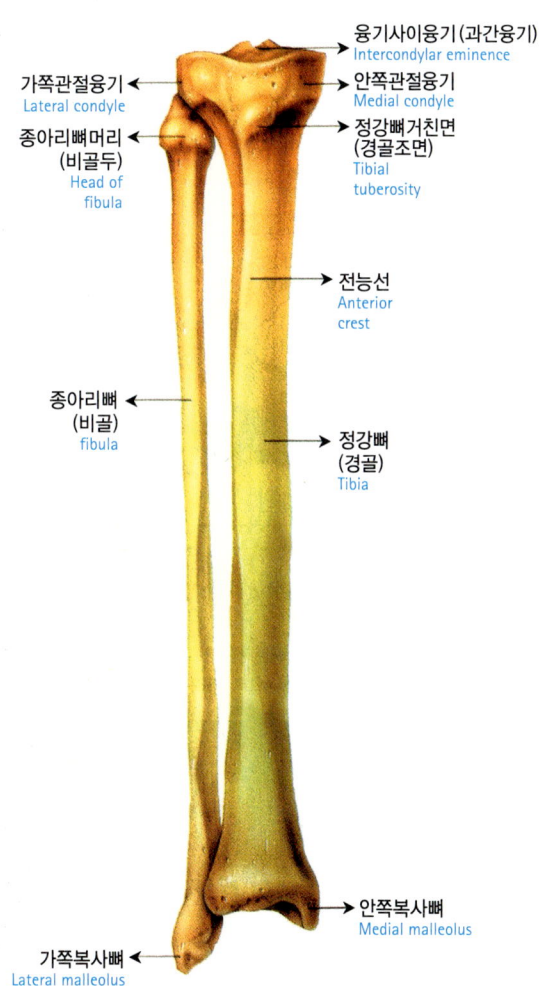

(6) 발목뼈 (족근골)
  ① 발목을 구성하는 7개의 뼈
  ② 몸쪽발목뼈 (근위족근골) : 목발뼈 (거골), 발꿈치뼈 (종골), 발배뼈 (주상골)
  ③ 먼쪽발목뼈 (원위족근골) : 1, 2, 3번째 쐐기뼈 (설상골), 입방뼈 (입방골)
    a. 목발뼈 : 발목관절 (족관절)을 이룸, 발목뼈 (족근골) 중 가장 위쪽에 위치
    b. 발꿈치뼈 : 발목뼈 중 가장 큼. 목발뼈 아래에 위치하며, 발뒷꿈치를 형성, 체중지지, 아킬레스 힘줄 부착

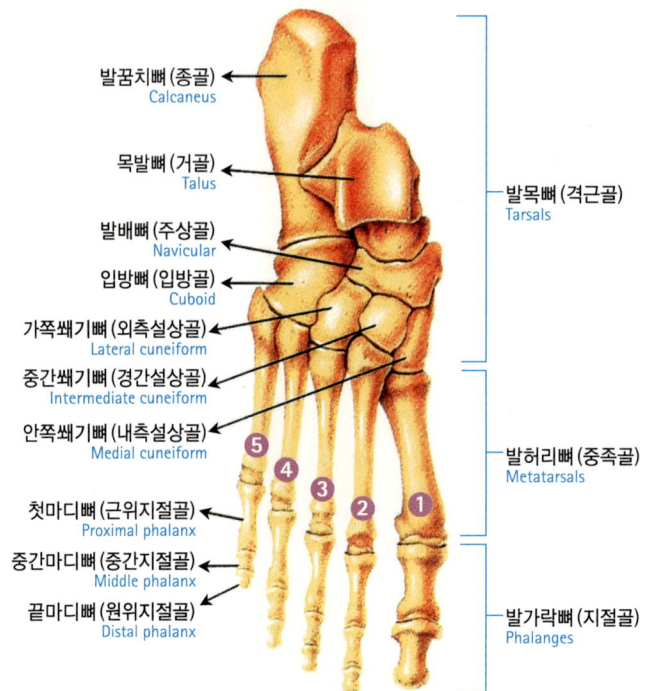

(7) 발허리뼈
- 발등을 형성하는 5개의 뼈

(8) 발가락뼈
① 발가락을 형성하는 14개의 뼈
② 엄지는 2개의 발가락뼈로 구성

 발활(족궁)

- 발의 굽이(만곡)를 유지
- 가로발활(횡궁): 제 1, 2, 3 쐐기뼈(설상골)와 입방뼈(입방골)로 구성
- 세로발활(종궁): 안쪽세로발활(내측종궁 → 발꿈치뼈, 목발뼈, 발배뼈, 쐐기뼈 제 1, 2 손허리뼈(중수골)), 가쪽세로발활(외측종궁 → 발꿈치뼈, 입방뼈 제 4, 5 발허리뼈(중족골))

# MEMO

# Chapter 3

# 근육계

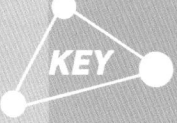

- 근육조직에는 뼈대근육, 민무늬근, 심장근이 있으며, 인체의 움직임을 만들어내는 역할을 하고 있습니다. 근육조직 중에서도 뼈대근육은 수의적 근수축을 일으키며, 기능 수행에 필요한 신체분절의 고정과 움직임을 만들어내는 기능을 합니다. 그렇기 때문에 수의근은 특히 물리치료사와 관련이 많은 근육조직이며, 수의근의 정상적 기능회복은 앞으로 여러분들이 임상에 나가서 지속적으로 연구해야 할 과제이기도 합니다.

- 이번 챕터에서는 근육의 기능과 분류, 발생 등 근육의 전반적인 부분에 대하여 공부하고 뼈대근육의 구조와 근수축기전에 대하여 알아볼 것입니다. 그리고 뒷부분에서는 인체를 구성하는 주요 뼈대근육의 해부학적 특징에 대하여 공부할 것입니다. 이번 챕터의 뒷부분에 있는 뼈대근육의 이는곳과 닿는곳, 신경지배와 근작용은 임상운동학과 운동치료학의 같은 관련 영역을 공부하는데 있어서 반드시 필요한 부분이기 때문에 확실한 공부를 하셔야 할 부분입니다.

## 꼭! 알아두기

1. 근육의 기능
2. 뼈대근육의 미세구조
3. 적근섬유와 백근섬유의 특징
4. 근수축의 종류
5. 얼굴근육의 주요근육 및 특징
6. 씹기근육의 주요근육 및 특징
7. 호흡근육의 기능 및 특징
8. 팔다리근육의 이는곳과, 닿는곳, 작용 및 신경지배

# CHAPTER 03 근육계(Muscular system)

## 1 근육 개요

### 1 개요

(1) 대부분 중배엽 발생
   * 외배엽성 발생 : 땀샘(한선)의 민무늬근, 모양체근, 동공조임근, 동공확대근

(2) 근육의 기능
   ① 신체운동
   ② 자세 유지
   ③ 배뇨, 배분
   ④ 혈액 순환
   ⑤ 음식물 이동
   ⑥ 체열 생산
   ⑦ 호흡운동

### 2 근육의 분류

(1) 뼈대근육(골격근)
   ① 가로무늬근(횡문근), 수의근
   ② 근세포 : 원주상, 다핵세포
   ③ 신체운동을 만듦.
   ④ 수축기간이 짧음.
   ⑤ 체열 생산
   ⑥ 3조체 형성
   ⑦ 근형질세망(SR)에서 유리된 칼슘을 이용하여 수축

(2) 심장근육(심장근)
   ① 가로무늬근, 불수의근
   ② 근육세포(근세포) : 원주상, 단핵세포 또는 다핵세포
   ③ 세포간 결합 : gap-junction

④ 쉽게 피로하지 않음.
⑤ 2조체 형성
⑥ 세포외액의 칼슘을 이용하여 수축
⑦ 불응기가 길어 강축 발생이 없음.

(3) 민무늬근 (평활근)
① 내장근육(내장근), 불수의근
② 근세포 : 방추상, 단핵세포
③ Dens body가 있음.
④ 수축이 완만하며, 자율신경계의 지배를 받음.
⑤ 쉽게 피로하지 않음.

## 2 근육의 미세 구조

### 1 뼈대근육

(1) 뼈대근육의 구조

| | | |
|---|---|---|
| 근육 (muscle) | | • 근육다발 (근속 ; fascicle)로 구성<br>• 혈관과 신경이 있음<br>• 근육바깥막 (근외막 ; epimysium)으로 덮혀 있음 |
| 근육다발 (근속 ; fascicle) | | • 근육섬유 (근섬유 ; muscle fiber, muscle cell)로 구성<br>• 근육다발막 (근다발막 ; perimysium)으로 덮혀 있음 |
| 근육섬유 (근섬유 ; muscle fiber) | | • 근육세포 (근세포, muscle cell)<br>• 가늘고 긴 다핵세포<br>• 근육속막 (근섬유막 ; endomysium)으로 덮혀 있음 |
| 근육원섬유 (근원섬유 ; myofibril) | | • 근육미세섬유 (근세사)로 구성된 세포소기관<br>• 막대 모양의 수축성 요소<br>• 근육세포 (근세포)의 대부분을 차지 |
| 근육원섬유마디 (근절 ; sarcomere) | | • 근육원섬유 (근원섬유)의 분절<br>• 수축성 단백질인 근필라멘트로 구성된 수축성 단위 |
| 근필라멘트 | 가는근육미세섬유 (액틴) | • 가는 필라멘트 |
| | 굵은근육미세섬유 (마이오신) | • 굵은 필라멘트<br>• 가는 필라멘트가 굵은 필라멘트를 지나 미끌어짐으로써 근수축 일으킴 |

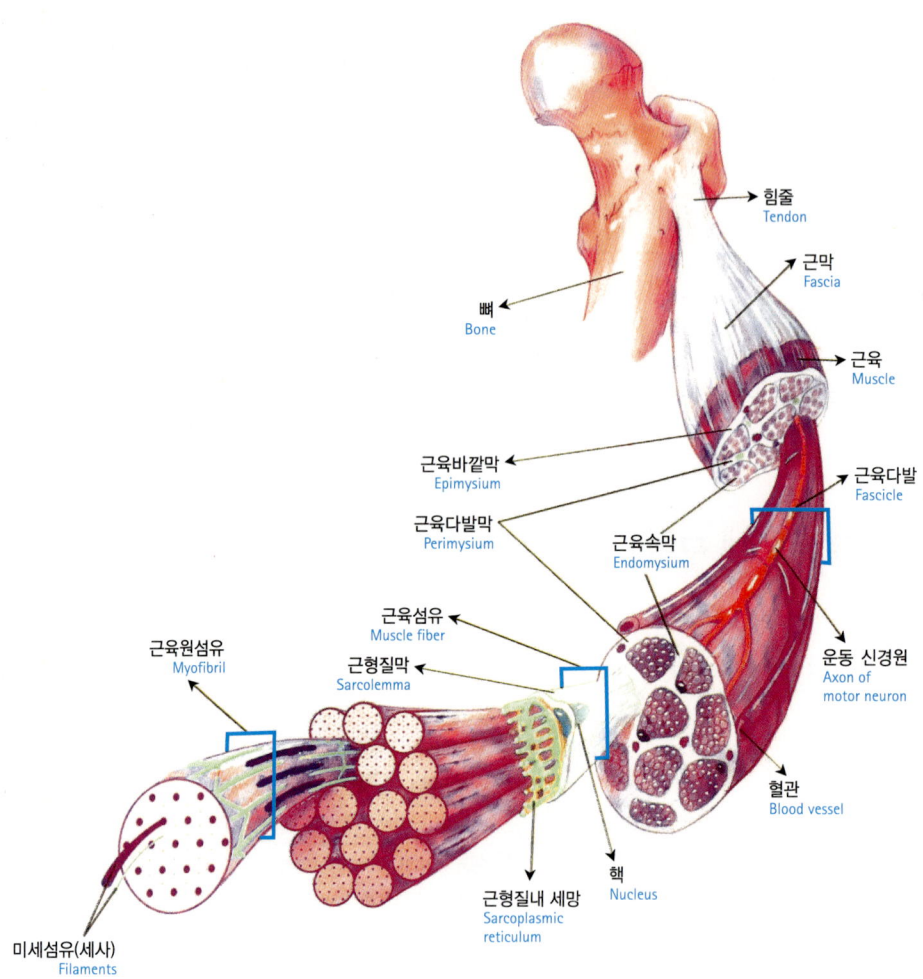

① 근육원섬유 : 마이오신 성분의 굵은 필라멘트와 액틴 성분의 가는 필라멘트로 구성
② 근육원섬유마디(근절)
    a. A band(암대 ; 어두운 띠) : myosin과 actin이 겹쳐서 어둡게 보이는 부분
    b. I band(명대 ; 밝은 띠) : actin만 있어서 상대적으로 밝게 보이는 부분
    c. H zone(H 영역) : A band 중앙의 밝은 부분(미오신만 있음)
    d. M line(M선) : H zone 중앙 부위의 가느다란 선
    e. Z line(Z선) : I band 중앙 부위의 어두운 선
    f. sarcomere(근육원섬유마디 ; 근절) : Z line과 Z line 사이, 뼈대근육의 기본 단위
    g. I band, H zone, 근절 : 근육 수축 시 길이가 짧아짐.

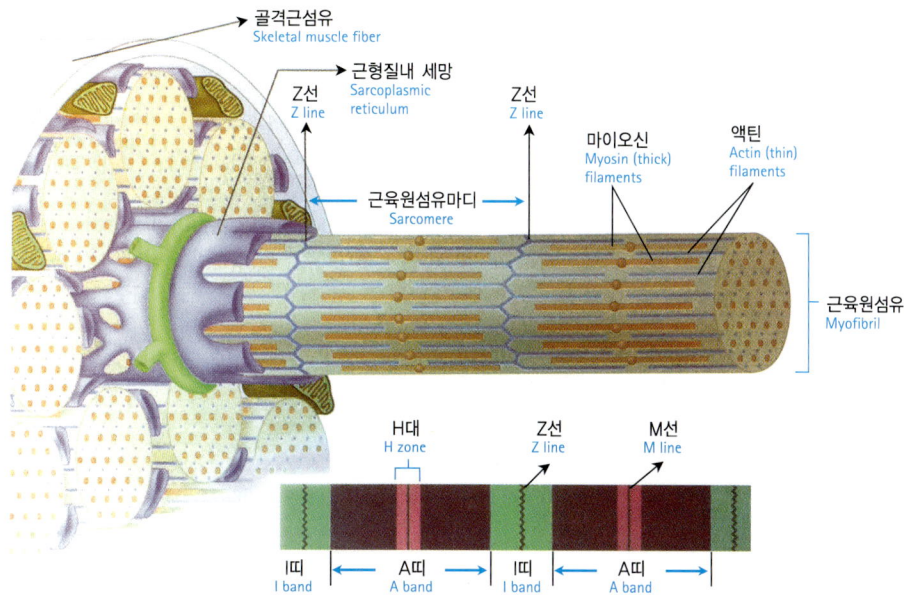

## (2) 근육 수축기전

① 신경근육 연접 신경원(뉴런)에서의 흥분 전도
② 연접(시냅스) 종말의 $Ca^{2+}$ 통로 개방
③ $Ca^{2+}$의 유입에 따른 Ach 방출
④ 외포작용으로 Ach의 신경근연접 방출
⑤ Ach의 확산
⑥ Ach가 근육속막(근초) 표면의 수용체와 결합
⑦ 근육속막 표면의 $Na^+$ 통로 개방, 활동전압 유발
⑧ 활동전압이 가로세관을 거쳐 세동이(삼조체 ; Triad)로 전도
⑨ 근형질세망의 $Ca^{2+}$ 유리 촉진
⑩ $Ca^{2+}$이 troponin과 결합
⑪ Troponin - tropomyosin complex의 위치 변화
⑫ Actin 분자의 활성부 노출
⑬ Cross bridge 형성 : 액틴과 마이오신 머리부의 결합
⑭ Power stroke : 고에너지에서 저에너지 상태 변환되면서 가는 필라멘트를 당겨 미끌어지게 함.
⑮ Cross bridge detachment : 새로운 ATP 분자가 마이오신 머리에 결합, 액틴과 마이오신 결합이 느슨해지고 교차다리는 액틴으로부터 분리

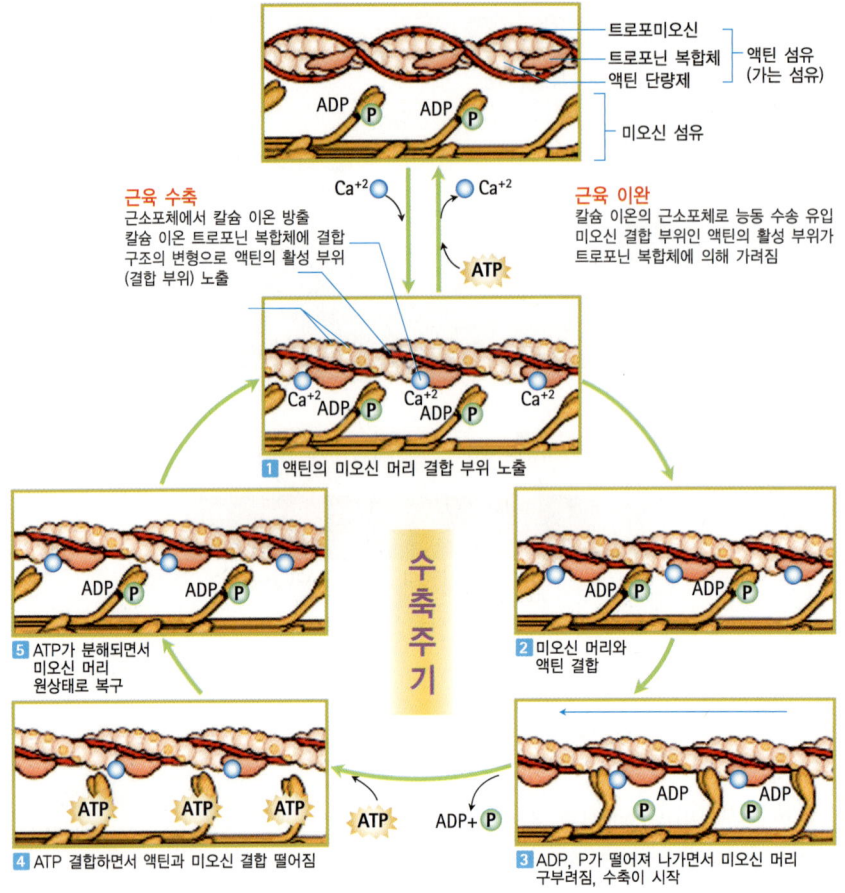

(3) 근육 수축기전에서 Ca²⁺의 역할
    ① Ca²⁺이 troponin C와 결합
    ② Tropomyosin 구조 변화
    ③ Cross bridge 형성

(4) 운동 단위(motor unit)
    ① 하나의 운동신경세포와 운동신경세포에 지배받는 근육섬유
    ② 운동 단위가 클수록 강한 힘을 내는 운동
    ③ 운동 단위가 작을수록 섬세한 운동
        * 신경지배 비율 : 주어진 근육에서 운동 단위 당 근육섬유 수의 평균
        * 장딴지근 안쪽갈래(신경지배 비율이 가장 ↑) - 관자근 - 깨물근 - 위팔두갈래근 - 앞정강이근 - 엄지맞섬근 - 위팔노근 - 제1 벌레근(신경지배 비율이 가장 ↓)

(5) 형태에 따른 근육 수축
    ① 단일 수축
        a. 단일 자극에 의한 한번의 수축현상

b. 잠복기, 수축기, 이완기로 구성
c. 기간 0.1초 : 잠복기(0.01초), 수축기(0.04초), 이완기(0.05초)
  ※ 불응기 : 유효자극이 가해진 후 약 0.005초, 활동전압 발생 후 다른 자극이 들어와도 활동전압이 발생되지 않는 기간, 절대적 불응기와 상대적 불응기가 있음.

② 강축
  a. 연속된 반복 자극에 대한 지속적이고 큰 힘을 만드는 수축
  b. 반복적인 자극에 의해 $Ca^{2+}$ 회수가 늦어지고 $Ca^{2+}$ 농도가 높게 유지되어 발생

③ 강직
  - 활동전압 없이 발생하는 비가역적 근육 수축

④ 긴장
  - 근육의 부분적인 수축

⑤ 경직
  a. 비가역적인 지속적 수축
  b. ATP 고갈로 actin과 myosin 결합체가 떨어지지 않는 현상

(6) 뼈대근육 섬유의 구분

| 특성 | 적색근육섬유 | 백색근육섬유 |
|---|---|---|
| 수축 속도 | 느림 | 빠름 |
| 피로에 대한 내성 | 강함 | 약함 |
| 모세혈관 밀도 | 많음 | 적음 |
| 미토콘드리아 | 많음 | 적음 |
| 미오글로빈 | 많음 | 적음 |
| 크레아틴 | 적음 | 많음 |
| 글리코겐 | 적음 | 많음 |
| ATP 분해 효소 | 적음 | 많음 |
| 근형질세망 | 빈약 | 발달됨 |
| 분포된 운동신경 크기 | 가늘다 | 굵다 |
| 신경지배비 | 크다 | 적다 |
| 역치 | 작다 | 크다 |

※ 인체의 근육은 적색근육섬유와 백색근육섬유가 혼합되어 구성됨.
※ 가자미근(적색근육섬유 비율 가장↑) - 엄지모음근 - 앞정강근 - 넙다리두갈래근 - 긴종아리근 - 어깨세모근 - 장딴지근 - 위팔두갈래근 - 넙다리네갈래근 - 목빗근 - 위팔세갈래근 - 눈둘레근(백근섬유 비율 가장↑)

(7) 근육 수축 강도의 단계
  ① 초기에는 신경지배 비율이 가장 낮은 운동신경원의 활성화
  ② 동시에 활성화되는 운동 단위의 수 증가
  ③ 각 운동 단위의 자극 빈도 증가로 활성화된 근육섬유의 최대 장력 발생
    ※ 점증동원의 원리 : 가장 작은 운동신경원이 먼저 동원되고 가장 큰 운동신경원은 가장 나중에 동원

(8) 근육방추
   ① 방추형
   ② 추내근 섬유로 구성
   ③ 뼈대근육의 길이와 속도 변화를 감지
   ④ 자극 시 주동근 수축

(9) 골지힘줄기관
   ① 힘줄에 존재
   ② 근육이 미치는 장력을 감지
   ③ 자극 시 주동근 이완

### 2 민무늬근

(1) 내장과 혈관벽을 구성
(2) 자율신경계의 지배를 받음 : 수의적 운동이 불가능
(3) 방추상의 근세포로 구성
(4) 수축기간이 느리고 수축력이 낮음.

### 3 심장근육

(1) 심장을 이루는 근육
(2) 핵은 근세포 중앙에 위치
(3) 뼈대근육과 같이 가로문이 있지만 수의적 움직임이 불가능
(4) 세포간 gap junction으로 자극 전달
(5) 근육 수축에 있어서 필요한 $Ca^{2+}$를 세포외액에서도 공급 받음.

## 3 운동 생리

### 1 근육 수축의 종류

(1) **등척성 수축** : 근육섬유의 길이 변화 없이 장력이 발생

(2) **등장성 수축** : 근육에 가해지는 저항이 일정한 상태에서의 근육 수축
   ① 원심성 수축 : 일정한 힘을 발생시키면서 근육이 늘어나는 근육 수축
   ② 구심성 수축 : 일정한 힘을 발생시키면서 근육이 짧아지는 근육 수축

(3) **등속성 수축** : 일정한 각속도로 운동

### 2 산소소비량 (산소 부채)

(1) 운동 중에 발생한 유산소적 에너지 부족분을 회복기에 산소를 소비함으로써 보충

(2) 운동을 마친 후 산소요구량이 지속되는 상태
(3) 운동선수의 산소소비량 : 10ℓ
(4) 일반인의 산소소비량 : 5ℓ
(5) 심한 운동일수록 산소소비량은 증가

## 3 최대 산소섭취량

(1) 산소소모량의 최대치
(2) 심혈관계 최대 기능적 능력
(3) 최대 산소섭취량에 도달하면 운동 강도를 높여도 산소섭취량이 증가하지 않음.

## 4 운동 시 신체의 생리적 변화

(1) 호흡 증가    (2) 혈액 농축    (3) 심박수 증가
(4) 혈압 상승    (5) 체온 상승    (6) 소변량 감소
(7) 뼈대근육 혈류량 증가

# 4 두경부의 근육

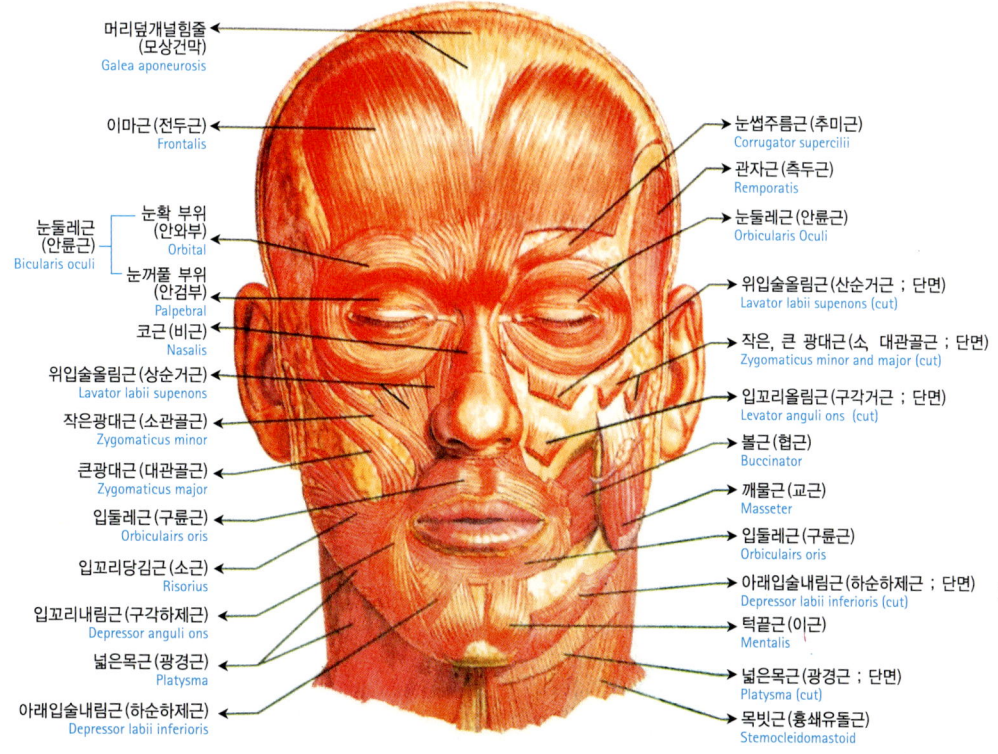

【 표정과 관련된 얼굴근육의 앞면 】

## 1 얼굴근육

(1) 뼈에서 이음하여 피부에 닿음
(2) 얼굴신경이 지배
(3) 얼굴표정을 만들어 냄.
(4) 주요 근육

| 근육 | 특징 |
|---|---|
| 머리덮개근 (두개표근) | • 뒤통수뼈에서 이음하여 피부와 눈 주위 근육에 닿음<br>• 머리뼈 윗부분을 덮고 있음<br>• 이마근과 뒤통수근으로 구성<br>• 머리덮개근 널힘줄에 의해 연결되어 머리뼈를 덮고 있음<br>• 수축 시 눈썹이 올라가고 이마의 피부에 가로주름이 생김<br>• 심한 근육 스트레칭 시 두통 유발 |
| 눈둘레근 (안륜근) | • 위턱뼈와 이마뼈에서 이음하여 눈 주위 피부에 닿음<br>• 둥근띠 모양으로 눈을 둘러싸는 조임근<br>• 눈을 감거나 깜박이는 작용<br>• 눈물샘 주변을 자극하여 눈물이 잘 흐르도록 함<br>• 수축 시 눈꼬리에 주름 형성 |
| 입둘레근 (구륜근) | • 입을 둘러싸는 조임근, 입술 주위의 피부에 닿음<br>• 입술의 피부 분절과 점막부 사이에 존재<br>• 수축 시 입술을 다물고 입을 오므리게 함 |
| 볼근 (협근) | • 위턱과 아래턱의 바깥면에서 이음하여 입둘레근에 닿음<br>• 턱뼈에서 입꼬리까지 앞으로 주행<br>• 수축 시 볼이 안쪽으로 쏙 들어감<br>• 입김을 불 수 있게 해줌 : 트럼펫 근육 |
| 광대근 (관골근) | • 광대뼈에서 이음하여 입둘레근에 닿음<br>• 수축 시 미소짓거나 입꼬리가 올라감 |
| 넓은목근 (광경근) | • 가슴 상위의 근막에서 이음하여 아래턱뼈 아래 경계에 닿음<br>• 수축 시 입꼬리를 아래로 당김<br>• 아래턱뼈를 아래쪽으로 끌어당기는 것을 도와 줌 |

## 2 씹기근육 (저작근)

(1) 아래턱뼈에 부착된 4쌍의 근육
(2) 아래턱을 닫아서 씹는 작용을 하도록 해줌.
(3) 삼차신경이 지배
(4) 주요 근육

| 씹기근육 (저작근) | • 광대뼈활에서 이름하여 아래턱의 가쪽면 닿음<br>• 광대뼈활에서 아래코선반까지 주행<br>• 턱을 들어올리고, 중력에 의해 턱이 열리는 정도를 조절 |
|---|---|
| 관자근 (측두근) | • 관자뼈에서 이름하여 아래코선반에 닿음<br>• 턱을 들어 올림<br>• 심한 긴장 시 관자아래턱관절증후군 유발 |
| 안쪽날개근 (내측익돌근) | • 나비뼈, 입천장뼈, 위턱뼈에서 이름하여 아래턱의 안쪽면에 닿음<br>• 턱을 들어올리고, 양옆으로 움직이게 함 |
| 가쪽날개근 (외측익돌근) | • 나비뼈에서 이름하여 아래턱돌기의 앞면에 닿음<br>• 입을 열 수 있게 하며, 아래턱을 앞으로 당겨 돌출시킴. 양옆으로 움직이게 함 |

## 3 목의 근육

(1) 천경근

| 넓은목근 (광경근) | • 목ㆍ가슴 근막에서 이름하여 아래코선반에 닿음<br>• 얼굴신경 지배<br>• 목에 주름을 만들고 슬픈표정을 만드는데 관여<br>• 목정맥 압박 완화 |
|---|---|
| 목빗근 (흉쇄유돌근) | • 복장뼈와 빗장뼈에서 이음, 관자뼈에서 닿음<br>• 더부신경과 목신경의 지배<br>• 머리의 돌림과 굽힘 작용 |

(2) 목뿔위근육(설골상근)

- 두힘살근(악이복근), 붓목뿔근(경돌설골근), 턱목뿔근(악설골근), 턱끝혀근(이설골근)
  - 입안의 바닥을 형성
  - 입을 열거나 음식물을 삼킬 때 목뿔뼈을 들어올리는 역할

(3) 목뿔아래근육(설골하근)

- 복장목뿔근(흉골설골근), 어깨목뿔근(견갑설골근), 복장방패근(흉골갑상근), 방패목뿔근(갑상설골근)
  - 음식을 삼킨 후 목뿔뼈와 인두를 당겨 제자리로 오게 함.

## 5 체간의 근육

### 1 배부의 근

(1) 천배근 : 척추와 팔다리를 연결

| 근육 | 이는곳 (기시) | 닿는곳 (정지) | 작용 | 신경지배 |
|---|---|---|---|---|
| 등세모근 (승모근) | 뒤통수뼈 (후두골), 목덜미(항)인대, 가시돌기 (흉추극돌기) | 어깨뼈봉우리, 어깨뼈, 빗장뼈가쪽 1/3 | • 어깨뼈 위쪽돌림<br>• 어깨뼈 올림 (상부섬유)<br>• 어깨뼈 뒤당김 (중부섬유)<br>• 어깨뼈 내림 (하부섬유) | 더부신경 (부신경)<br>목신경 (경신경) |
| 넓은등근 (광배근) | 가시돌기(흉추극돌기), 흉요건막, 엉덩뼈능선 | 위팔뼈 결절사이고랑 | • 어깨뼈 폄, 모음, 안쪽돌림 | 가슴등신경 |
| 어깨올림근 (견갑거근) | $C_1$~$C_4$ 가시돌기 | 어깨뼈 위각모서리 | • 어깨뼈 올림, 아래쪽돌림 | 목신경 |
| 작은마름근 (소능형근) | 목덜미인대, $C_6$~$C_7$ 가시돌기 | 어깨뼈 안쪽모서리 위부분 | • 어깨뼈 뒤당김, 올림 | 등쪽어깨신경 |
| 큰마름근 (대능형근) | $T_1$~$T_4$ 가시돌기 | 어깨뼈 안쪽모서리 아래부분 | • 어깨뼈 뒤당김, 올림 | 등쪽어깨신경 |

(2) 심배근 : 머리뼈, 척주, 골반 연결 근육

| 근육 | 구성 | 작용 |
|---|---|---|
| 널판근 (판상근) | 머리널판근 (두판상근), 목널판근 (경판상근) | • 두경부 폄작용 |
| 척추세움근 (척추기립근) | 엉덩갈비근, 가장 긴근, 가시근 | • 척추를 지지하고 몸통을 폄 |
| 가로가시근 (횡돌극근) | 반가시근, 뭇갈래근, 가로사이근, 가로사이근 | • 척추세움근을 보조 |
| 뒤통수밑근육 (후두하근) | 큰뒤머리곧은근, 작은뒤머리곧은근, 위머리뒷근, 아래머리빗근 | • 머리굽힘, 폄, 돌림작용 |

### 2 가슴의 근

(1) 천흉근 : 가슴벽과 팔을 연결, 위팔신경얼기의 지배

| 근육 | 이는곳 (기시) | 닿는곳 (정지) | 작용 | 신경지배 |
|---|---|---|---|---|
| 큰가슴근 (대흉근) | 빗장뼈 안쪽, 복장뼈 | 위팔뼈 결절사이고랑 | • 위팔뼈 모음 수평 모음<br>• 위팔뼈 굽힘 빗장뼈머리<br>• 위팔뼈 폄 빗장뼈머리 | 안·가쪽가슴신경 |
| 작은가슴근 (소흉근) | 3~5 갈비뼈 앞면 | 어깨뼈 부리돌기 | • 어깨뼈 내림, 앞당김, 아래쪽돌림 | 안쪽가슴신경 |
| 앞톱니근 (전거근) | 1~8 갈비뼈 가쪽 | 어깨뼈 안쪽모서리 | • 어깨뼈 앞당김, 위쪽돌림 | 긴가슴신경 (장흉신경) |
| 빗장밑근 (쇄골하근) | 1 갈비연골 | 빗장뼈아래부분 | • 빗장뼈의 안정성 | 목신경 |

(2) 심흉근 : 호흡에 관여, 갈비사이신경의 지배

| 바깥갈비사이근 (외늑간근) | 갈비뼈를 위로 당겨 가슴안을 넓힘 |
| 속갈비사이근 (내늑간근) | 가슴뼈를 밑으로 당겨 가슴안을 좁힘 |
| 갈비뼈올림근 (늑골거근) | 가슴안을 넓힘 |
| 가슴가로근 (흉횡근) | 가슴안을 좁힘 |

(3) 가로막
① 원개상의 근육으로 가슴안과 배안의 경계
② 복식호흡을 주관
③ 수축 시 흡기, 이완 시 호기
④ 이는곳 : 허리부분(L1~4), 갈비부분(7~12), 가슴부분(검상돌기)
⑤ 닿는곳 : 중심힘줄

*가로막 구멍

| 대동맥 구멍 | 내림대동맥, 홀정맥, 가슴림프관 |
| 대동맥 구멍 | 아래대정맥, 뒤가로막격신경 |
| 식도 구멍 | 식도, 미주신경 |

*호흡 시 작용하는 근육

| 흡기근 | 바깥갈비사이근, 갈비뼈올림근, 위톱니근, 가로막 |
| 호기근 | 속갈비사이근, 갈비밑근, 아래톱니근 |

## 3 배의 근육

- 전복근 : 복압을 형성, 배안 내 장기보호, 호흡·배변·출산에 관여

| 근육 | 이는곳 (기시) | 닿는곳 (정지) | 작용 | 신경지배 |
|---|---|---|---|---|
| 배바깥빗근 (외복사근) | 아래갈비뼈 | 엉덩뼈능선의 바깥, 색백선 (백선) | • 배벽을 긴장시킴<br>• 배안 내 장기 압박 | 제 7~12 늑간신경 |
| 배속빗근 (내복사근) | 엉덩뼈능선, 샅고랑인대 | 아래갈비뼈의 갈비뼈연골, 백색선, 두덩뼈능선 | • 배벽을 긴장시킴<br>• 배안 내 장기 압박 | 제 7~12 늑간신경 |
| 배가로근 (복횡근) | 아래갈비뼈의 갈비뼈연골, 허리, 엉덩뼈능선, 샅고랑인대 | 백색선, 두덩뼈 능선 | • 배벽을 긴장시킴<br>• 배안 내 장기 압박 | 제 7~12 늑간신경 |
| 배곧은근 (복직근) | 두덩결합 | 복장뼈의 칼돌기, 갈비뼈연골 | • 배벽을 긴장시킴<br>• 배안 내 장기 압박 | 제 7~12 늑간신경 |

(1) 백색선
① 칼돌기(검상돌기)와 두덩결합(치골결합)을 잇는 선
② 신경과 혈관 분포가 미약

(2) 샅고랑인대
① 배바깥빗근(외복사근) 널힘줄의 변형물
② ASIS와 두덩결절을 연결
③ 후복근 : 배 뒤벽을 형성

| 근육 | 이는곳 | 닿는곳 | 작용 | 신경지배 |
|---|---|---|---|---|
| 허리네모근 (요방형근) | 엉덩뼈능선 | 제12 갈비뼈, 제 1~4 요추 | • 허리의 폄 | 제 12 가슴신경, 제 1~3 허리신경 |
| 큰허리근 (대요근) | 허리 | 넙다리뼈작은돌기 | • 넙다리굽힘 | 제1~3 허리신경가지 |
| 엉덩근 (장골근) | 엉덩 | 넙다리뼈작은돌기 | • 넙다리굽힘 | 넙다리신경 |

## 4 회음부의 근

(1) 회음 : 음부와 항문 사이
(2) 남성 : 음낭 뒤와 항문 사이
(3) 여성 : 질천정의 뒷면과 항문 사이
(4) 요생식삼각 : 요도조임근과 깊은샅가로근으로 구성
(5) 항문삼각 : 항문올림근, 꼬리근으로 구성

# 6 팔다리의 근육

## 1 팔의 근육

(1) 어깨부분의 근육

| 근육 | 이는곳 | 닿는곳 | 작용 | 신경지배 |
|---|---|---|---|---|
| 어깨세모근 (삼각근) | 빗장뼈가쪽, 어깨뼈봉우리, 어깨근 | 위팔뼈세모근거친면 | • 위팔뼈 굽힘, 안쪽돌림 (전부섬유)<br>• 위팔뼈 벌림 (중부섬유)<br>• 위팔뼈 폄, 바깥돌림 (후부섬유) | 겨드랑신경 (액와신경) |
| 어깨아래근 (견갑하근) | 어깨아래오목 | 위팔뼈 작은결절 | • 위팔뼈 모음, 안쪽돌림 (전부섬유) | 어깨아래신경 (견갑하신경) |
| 가시위근 (극상근) | 가시위오목 | 위팔뼈 큰결절 | • 위팔뼈 벌림 바깥돌림 | 어깨위신경 (견갑상신경) |
| 가시아래근 (극하근) | 가시아래오목 | 위팔뼈 큰결절 | • 위팔뼈 벌림 바깥돌림 | 어깨위신경 (견갑상신경) |
| 작은원근 (소원근) | 어깨뼈 가쪽모서리 | 위팔뼈 큰결절 | • 위팔뼈 벌림 바깥돌림 | 겨드랑신경 (액와신경) |
| 큰원근 (대원근) | 어깨뼈 아래각 | 위팔뼈 작은결절능선 | • 위팔뼈 모음, 안쪽돌림 | 어깨아래신경 (견갑하신경) |

* Rotator cuff : 가시위근, 가시아래근, 작은원근, 어깨아래근으로 구성, 어깨관절의 안정성에 기여
* 가시위근 : 위팔뼈 벌림 시 위팔뼈머리를 당겨 어깨세모근의 힘이 작용할 수 있는 각도를 제공

## (2) 위팔의 근육

| 근육 | 이는곳 | 닿는곳 | 작용 | 신경지배 |
|---|---|---|---|---|
| 위팔두갈래근 (상완이두근) | 어깨뼈부리돌기 (견갑골 오훼돌기), 관절위결절 (관절상결절) | 노뼈거친면 (요골조면) | • 팔꿈관절 굽힘 (주관절 굴곡)<br>• 어깨관절 굽힘 (견관절 굴곡)<br>• 아래쪽 뒤침 (전완 회외) | 근육피부신경 (근피신경) |
| 위팔근 (상완근) | 위팔뼈몸통 (상완골체) | 자뼈갈고리돌기 (척골 구상돌기) | • 팔꿈관절 굽힘 | 근육피부신경 |
| 오훼완근 | 부리돌기 | 위팔뼈몸통 | • 위팔뼈 굽힘, 모음 | 근육피부신경 |
| 위팔세갈래근 (상완삼두근) | 어깨뼈관절아래결절, 위팔뼈 뒷면 가쪽, 위팔뼈 뒷면 안쪽 | 자뼈팔꿈치머리 (척골 주두돌기) | • 팔꿈관절 폄 (주관절 신전)<br>• 어깨관절 폄 (견관절 신전) | 노뼈신경 (요골신경) |
| 팔꿈치근 (주근) | 위팔뼈 가쪽위관절융기 (외측상과) | 자뼈팔꿈치머리 | • 팔꿈관절 폄 | 노뼈신경 |

## (3) 아래팔의 굽힘근

| 근육 | 이는곳 | 닿는곳 | 작용 | 신경지배 |
|---|---|---|---|---|
| 원엎침근 (원회내근) | 위팔뼈 안쪽위관절융기 (내측상과), 자뼈 갈고리돌기 (구상돌기) | 노뼈가쪽면 (요골 외측면) | • 아래쪽의 엎침 | 정중신경 |
| 노쪽손목굽힘근 (요측수근굴근) | 위팔뼈 안쪽위관절융기 (내측상과) | 제2, 제3 손허리뼈바닥 (중수골 기저부) | • 손목에서 손을 굽힘, 벌림 | 정중신경 |
| 긴손바닥근 (장장근) | 위팔뼈 안쪽위관절융기 (내측상과) | 손바닥널힘줄 (수장건막) | • 손목 굽힘을 보조 | 정중신경 |
| 자쪽손목굽힘근 (척측수근굴근) | 위팔뼈 안쪽위관절융기 (내측상과) | 콩알뼈, 갈고리뼈, 제 5 손허리뼈 | • 손목 굽힘, 손목 자쪽편위 | 자뼈신경 |
| 얕은손가락굽힘근 (천지굴근) | 위팔뼈 안쪽위관절융기, 자뼈 갈고리돌기 | 제 2~5지 중수골체 옆면 | • 제 2~5지 근위지절간 관절 굽힘 | 정중신경 |
| 위팔노근 (완요골근) | 위팔뼈 가쪽위관절융기 (외측상과) 융선 | 노뼈 경상돌기 | • 팔꿈관절 굽힘 | 노뼈신경 |
| 깊은손가락굽힘근 (심지굴근) | 자뼈 전중간부 뼈사이막 | 제 2~5지 끝마디뼈바닥 (말절골 기저부) | • 제 2~5지 원위지절간 관절 굽힘 | 자뼈신경 |
| 긴엄지굽힘근 (장무지굴근) | 노뼈 앞면뼈사이막 | 엄지 끝마디뼈 밑부위 (무지 말절골 저부) | • 엄지 지절간관절 굽힘 | 정중신경 |
| 네모엎침근 (방형회내근) | 자뼈 먼쪽 앞면 | 노뼈 먼쪽 앞면 | • 아래쪽 엎침 | 정중신경 |

(4) 아래팔의 폄근

| 근육 | 이는곳 | 닿는곳 | 작용 | 신경지배 |
|---|---|---|---|---|
| 긴노쪽손목폄근 (장요측수근신근) | 위팔뼈가쪽위관절융기, 가쪽위관절융기 융선 | 제 2 손허리뼈 | • 손목의 폄(신전), 노쪽 치우침(요측 편위) | 노뼈신경 |
| 짧은노쪽손목폄근 (단요측수근신근) | 위팔뼈가쪽위관절융기 | 제 3 손허리뼈 | • 손목의 폄 | 노뼈신경 |
| 손가락폄근 (지신근) | 위팔뼈가쪽위관절융기 | 제 2~5지 중간마디뼈 | • 제 2~5지 중수지절관절 폄 | 노뼈신경 |
| 새끼폄근 (소지신근) | 위팔뼈가쪽위관절융기 | 새끼폄근널힘줄 (소지 신근건막) | • 새끼 중수지절관절 폄 | 노뼈신경 |
| 자쪽손목폄근 (척측수근신근) | 위팔뼈가쪽위관절융기 | 제 5 손허리뼈 | • 손목폄, 자쪽 치우침 | 노뼈신경 |
| 손뒤침근 (회외근) | 자뼈 뒷면의 자뼈패임 | 노뼈 윗부분 | • 아래팔뒤침 (전완회외) | 노뼈신경 |
| 긴엄지벌림근 (장무지외전근) | 노뼈 뒷면, 자뼈 뒷면, 뼈사이막 | 제 1 손허리뼈 | • 엄지 손목손허리관절 벌림 | 노뼈신경 |
| 짧은엄지폄근 (단무지신근) | 노뼈 뒷면, 뼈사이막 | 엄지 첫마디뼈 | • 엄지 중수지절관절 폄 | 노뼈신경 |
| 긴엄지폄근 (장무지신근) | 자뼈 뒷면, 뼈사이막 | 엄지 끝마디뼈 | • 엄지 지절간관절 폄 | 노뼈신경 |
| 집게폄근 (시지신근) | 자뼈 뒷면, 뼈사이막 | 집게손가락폄근널힘줄 | • 엄지 중수지절관절 폄 | 노뼈신경 |

* 굽힘근지지대(굴근지대), 폄근지지대(신근지대) : 손목을 감싸고 있는 강한 결합조직, 아래팔의 근육이 손목을 통과할 때 이탈을 막는 작용
* 위팔노근(완요골근) : 노뼈신경지배 근육이지만 팔꿉관절 굽힘(주관절 굴곡) 기능을 갖는 근육

### (5) 손가락 (수부)의 근육

| 근육 | 이는곳 | 닿는곳 | 작용 | 신경지배 |
|---|---|---|---|---|
| 짧은엄지벌림근<br>(단무지외전근) | 손배뼈 (주상골) | 엄지첫마디뼈 밑 부위 | • 엄지 벌림 | 정중신경 |
| 짧은엄지굽힘근<br>(단무지외전근) | 큰마름뼈, 작은마름뼈, 알머리뼈 | 엄지첫마디뼈 밑 부위 | • 엄지 굽힘 | 정중신경,<br>자신경 |
| 엄지맞섬근<br>(무지대립근) | 큰마름뼈 (대능형골) | 제 1 손허리뼈 | • 엄지를 새끼손가락쪽으로 당김 | 정중신경 |
| 엄지모음근<br>(무지내전근) | 제 2~3 손허리뼈 | 엄지첫마디뼈 밑 부위 | • 엄지 모음 | 자신경 |
| 벌레근 (충양근) | 깊은손가락굽힘근육힘줄 (심지굴근건) | 제 2~5지 첫마디뼈 밑 부위 | • 제 2~5지 중수지절관절 굽힘<br>• 지절관절 폄 | 정중신경,<br>자신경 |
| 바닥쪽뼈사이근<br>(장측골간근) | 제 2, 4, 5 손허리뼈 | 제 2, 4, 5 첫마디뼈 밑 부위 | • 제 2, 4, 5 손가락 모음 | 자신경 |
| 등쪽뼈사이근<br>(배측골간근) | 제 1~5 손허리뼈 | 제 2~4지 첫마디뼈 밑 부위 | • 제 2~5지 벌림<br>• 벌레근 (충양근) 보조 | 자신경 |
| 새끼굽힘근<br>(소지굴근) | 굽힘근육힘줄지지대 | 새끼 첫마디뼈 밑 부위 | • 새끼 중수지절관절 굽힘 | 자신경 |
| 새끼맞섬근<br>(소지대립근) | 굽힘근육힘줄지지대 | 제 5 손허리뼈 | • 새끼 맞섬 | 자신경 |
| 새끼벌림근<br>(소지외전근) | 콩알뼈 (두상골) | 새끼 첫마디뼈 밑 부위 | • 새끼 중수지절관절 벌림 | 자신경 |

\* 엄지근구 : 긴엄지벌림근, 짧은엄지굽힘근, 엄지맞섬근, 엄지모음근
\* 새끼근구 : 콩알뼈, 짧은새끼굽힘근, 새끼맞섬근
\* Snuff box : 긴엄지폄근(외연), 짧은엄지폄근(내연)의 힘줄에 의해 제 I 손허리뼈 배면에 움푹 들어간 부분

## 2 다리의 근육

### (1) 볼기근육 (둔부근육)

| 근육 | 이는곳 | 닿는곳 | 작용 | 신경지배 |
|---|---|---|---|---|
| 큰볼기근 (대둔근) | 엉덩뼈, 엉치뼈 뒷면 | 넙다리뼈 볼기근 거친면 | • 엉덩관절 폄, 가쪽돌림 | 아래볼기신경 |
| 중간볼기근 (중둔근) | 엉덩뼈 | 넙다리뼈 큰돌기 | • 엉덩관절 벌림, 안쪽돌림 | 위볼기신경 |
| 작은볼기근 (소둔근) | 엉덩뼈 | 넙다리뼈 큰돌기 | • 엉덩관절 벌림, 안쪽돌림 | 위볼기신경 |
| 궁둥구멍근 (이상근) | 엉치뼈 앞면 | 넙다리뼈 큰돌기 | • 엉덩관절 가쪽돌림 | 엄치신경얼기 |
| 넙다리근막긴장근<br>(대퇴근막장근) | 엉덩뼈 능선 | 엉덩정강근막대<br>(장경인대) | • 엉덩관절 벌림, 안쪽돌림 | 위볼기신경 |

\* 중간볼기근 : 한쪽발로 체중지지 시 반대쪽으로 골반이 기울어지지 않도록 근수축

### (2) 엉덩(장골부)근육

| 근육 | 이는곳 | 닿는곳 | 작용 | 신경지배 |
|---|---|---|---|---|
| 엉덩근(장골근) | 엉덩뼈 속면 | 넙다리뼈작은돌기 | • 엉덩관절 굽힘, 벌림, 가쪽돌림 | 넙다리신경 |
| 큰허리근(대요근) | 허리 | 넙다리뼈작은돌기 | • 엉덩관절 굽힘, 벌림, 가쪽돌림 | 제 2, 3 허리신경 |

### (3) 넙다리 근육(대퇴근육)

| 근육 | 이는곳 | 닿는곳 | 작용 | 신경지배 |
|---|---|---|---|---|
| 넙다리빗근<br>(봉공근) | 위앞엉덩뼈가시 | 정강뼈 안쪽 윗부분 | • 엉덩관절 굽힘, 벌림, 가쪽돌림<br>• 무릎관절 굽힘, 안쪽돌림 | 넙다리신경 |
| 넙다리곧은근<br>(대퇴직근) | 아래앞엉덩뼈가시 | 무릎뼈, 무릎인대 | • 무릎관절 폄<br>• 엉덩관절 굽힘 | 넙다리신경 |
| 가쪽넓은근<br>(외측광근) | 넙다리뼈 뒷면 거친선<br>넙다리뼈 뒷면 거친선 | 무릎뼈, 무릎인대 | • 무릎관절 폄 | 넙다리신경 |
| 안쪽넓은근<br>(내측광근) | 넙다리뼈 몸통 | 무릎뼈, 무릎인대 | • 무릎관절 폄 | 넙다리신경 |
| 중간넓은근<br>(중간광근) | 두덩뼈 앞면 | 무릎뼈, 무릎인대 | • 무릎관절 폄 | 넙다리신경 |
| 두덩근(치골근) | 두덩뼈 앞면 | 작은돌기 | • 엉덩관절 굽힘<br>• 엉덩관절 모음, 안쪽돌림 | 넙다리신경 |
| 긴모음근<br>(장내전근) | 두덩뼈 앞면 | 넙다리뼈 뒷면 거친선 | • 엉덩관절 모음<br>• 엉덩관절 안쪽돌림 | 닫개신경 |
| 짧은모음근<br>(단내전근) | 두덩뼈 앞면 | 넙다리뼈 뒷면 거친선 | • 엉덩관절 모음<br>• 엉덩관절 안쪽돌림 | 닫개신경 |
| 두덩정강근<br>(박근) | 궁둥뼈 결절<br>넙다리뼈 거친선 | 정강뼈 안쪽 윗부분 | • 엉덩관절 모음<br>• 무릎관절 굽힘 | 닫개신경 |
| 넙다리두갈래<br>근(대퇴이두근) | 궁둥뼈 결절 | 종아리뼈 머리(비골두) | • 엉덩관절 폄<br>• 무릎관절 굽힘 | 궁둥신경 |
| 반힘줄근<br>(반건양근) | 궁둥뼈 결절 | 정강뼈 앞 구역<br>(경골전상부) | • 엉덩관절 폄<br>• 무릎관절 굽힘, 안쪽돌림 | 궁둥신경 |
| 반막줄근<br>(반막양근) |  | 정강뼈와 뒤 안쪽 | • 엉덩관절 폄<br>• 무릎관절 굽힘, 안쪽돌림 | 궁둥신경 |

\* 넙다리빗근(봉공근) : 인체에서 가장 긴 근육

\* 넙다리네갈래근(대퇴사두근) : 넙다리곧은근, 가쪽넓은근, 중간넓은근, 안쪽넓은근

\* 넙다리뒤근육(슬괵근) : 넙다리두갈래근, 반힘줄근, 반막줄근

(4) 종아리근육 (하퇴근육)

| 근육 | 이는곳 | 닿는곳 | 작용 | 신경지배 |
|---|---|---|---|---|
| 앞정강근<br>(전경골근) | 정강뼈 가쪽 (경골외측), 뼈사이막 (골간막) | 제 1 발허리뼈, 쐐기뼈 | • 발관절 등쪽굽힘, 안쪽번짐 | 깊은종아리신경<br>(심비골신경) |
| 긴발가락폄근<br>(장지신근) | 정강뼈 가쪽 | 제 2~5지 끝마디뼈 | • 제 2~5지 폄<br>• 발관절 등쪽 굽힘 | 깊은종아리신경 |
| 셋째종아리근<br>(제 3비골근) | 종아리뼈 안쪽 (비골내측) | 제 5발허리뼈 | • 발관절 가쪽번짐, 등쪽굽힘 | 깊은종아리신경 |
| 긴엄지신근<br>(장무지신근) | 종아리뼈 안쪽, 뼈사이막 | 엄지끝마디뼈<br>(무지 말절골) | • 엄지 폄<br>• 발관절 등쪽굽힘 | 깊은종아리신경 |
| 긴종아리근<br>(장비골근) | 종아리뼈 가쪽 | 제 1발허리뼈, 쐐기뼈 | • 발관절 가쪽번짐, 등쪽굽힘 | 얕은종아리신경<br>(천비골신경) |
| 짧은종아리근<br>(단비골근) | 종아리뼈 가쪽 | 제 5 발허리뼈 | • 발관절 가쪽번짐, 발바닥쪽 굽힘 | 얕은종아리신경 |
| 장딴지근<br>(비복근) | 넙다리뼈 안쪽 위관절융기, 넙다리뼈 가쪽 위관절융기 | 발꿈치뼈 (아킬레스건) | • 발관절 발바닥쪽 굽힘<br>• 무릎관절 굽힘 | 정강신경<br>(경골신경) |
| 넙치근<br>(가자미근) | 정강뼈 넙치선, 종아리뼈 머리 뒤쪽 | 발꿈치뼈 (아킬레스건) | • 발관절 발바닥쪽 굽힘 | 정강신경 |

\* 종아리세갈래근(하퇴삼두근) : 장딴지근, 넙치근

# MEMO

# Chapter 4

# 신경계

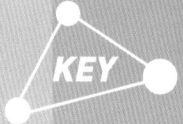

- 신경계는 두 부분으로 나누어집니다. 뇌와 척수로 구성된 중추신경계와 중추신경계와 신체 부분을 연결하는 신경으로 구성된 말초신경계가 있습니다. 이들 신경계는 감각, 통합, 운동기능을 가집니다.

- 신경계는 외부에서 들어온 감각자극을 통합하여 운동신경의 흥분을 일으켜 근수축을 발생시킵니다. 다시 말해 근육계는 신경계의 지배를 받습니다. 그렇기 때문에 물리치료 영역에서 신경계는 근육계와 더불어 확실하게 공부해야 할 부분입니다.

- 이번 챕터에서는 신경계를 구성하는 신경세포와 신경아세포의 종류와 구조, 기능에 대하여 알아 볼 것입니다. 이어서 세포막에서의 전기적 흥분전달과 연접에서의 화학적 흥분전달에 대하여 공부할 것입니다. 챕터의 뒷부분에서는 중추신경계를 구성하는 각각의 구조에 대한 설명과 기능에 대하여 공부하고 이어서 말초신경계에 대한 공부를 할 것입니다.

## 꼭! 알아두기

1. 신경원의 구조와 기능
2. 신경교세포의 종류와 기능
3. 활동전압의 발생단계
4. 역치, 실무율의 정의
5. 반사활의 자극전도 순서
6. 대뇌겉질 및 바닥핵의 부위별 기능
7. 대뇌신경섬유의 종류와 기능
8. 간뇌의 부위별 기능
9. 척수의 가로단면
10. 척수의 상행·하행전도로
11. 뇌신경 각각의 기능
12. 교감신경과 부교감신경의 길항작용

# CHAPTER 04 신경계(Nervous system)

## 1 개요

### 1 중추신경계 (CNS)

(1) 뇌(brain)
   ① 대뇌(cerebrum) : 사고의 중추, 감각연합 중추
   ② 사이뇌(간뇌 ; diencephalon) : 자율신경계의 중추
   ③ 중뇌(midbrain) : 시각반사, 청각반사의 중추
   ④ 다리뇌(뇌교 ; pons) : 사이뇌의 일부
   ⑤ 소뇌(cerebellum) : 평형감각과 무의식적 운동감각을 주관
   ⑥ 숨뇌(연수 ; medulla oblongata) : 심장, 호흡, 재채기 등 생명 활동반사의 중추

(2) 척수(spinal cord)
   - 척수반사 및 구심성 정보의 통합작용

### 2 말초신경계 (PNS)

(1) 체성신경계
   ① 뇌신경 : 12쌍
   ② 척수신경 : 31쌍

(2) 자율신경계
   ① 교감신경
   ② 부교감신경

### 3 신경세포 (neuron)

(1) 신경세포 (뉴런)의 구조
   ① 세포체(cell body)

a. 구형, 타원형, 별모양 등으로 다른 세포에 비해 큼.
b. 니슬소체(Nissl body)가 존재, 신경세포의 에너지 생산
② 가지돌기(수상돌기 ; dendrite)
a. 구심성 자극을 세포체로 전달
b. 여러 개의 돌기로 구성
c. 세포의 자극수용 면적을 넓히는 역할
③ 축삭 (axon)
a. 개개의 세포에 1개씩 존재
b. 원심성 자극을 세포체로부터 전달
c. 축삭둔덕(축삭소구 ; axon hillock) : 역치가 낮음. 활동전압을 생성, 축삭과 세포체의 경계부
d. 신경섬유마디(랑비에결절 ; node of Ranvier) : 수초와 신경초가 없음. 도약전도가 일어남.
e. 종말단추(terminal button) : 축삭의 끝부분 소포에 신경 전달물질을 함유
f. 말이집신경섬유(유수신경섬유) : 수초로 둘러싸여 있으며, 도약전도를 함. 자극전도가 빠름.
g. 민말이집신경섬유(무수신경섬유) : 수초가 없으며, 자극전도가 느림.

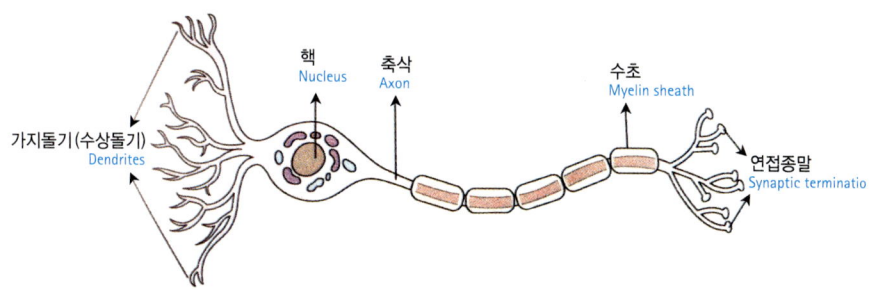

(2) 신경세포의 종류
① 다극신경세포(다극신경원)
a. 세포체로부터 다수의 가지돌기(수상돌기)와 1개의 축삭이 돌출
b. 뼈대근육 지배
② 쌍극신경세포(이극신경원)
a. 세포체에서 하나씩의 가지돌기와 축삭이 돌출
b. 눈과 귀의 특수감각기에 존재
③ 단극신경세포(단극신경원)
a. 세포체에서 하나의 돌기가 둘로 갈라져 가지돌기와 축삭이 됨.
b. 감각신경

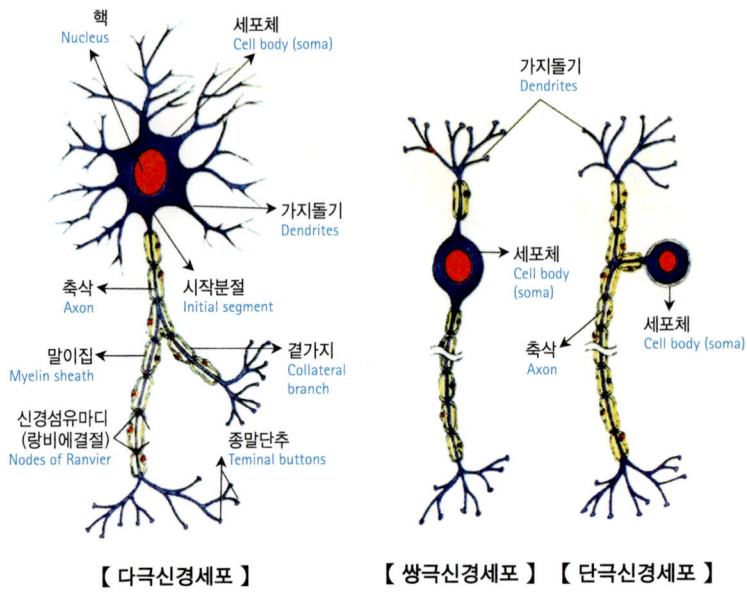

【 다극신경세포 】　　【 쌍극신경세포 】【 단극신경세포 】

## 4 신경아교세포 (신경교세포)

(1) 중추신경계의 신경아교세포

① 별아교세포 (성상교세포 ; astrocytes)
　a. 긴 돌기를 가진 별모양의 세포
　b. 뇌혈관 장벽을 형성
　c. 신경원과의 물질 이동통로로 물질대사 기능

② 희돌기아교세포 (희돌기교세포 ; oligodendrocyte)
　- 중추신경계에서 신경세포의 수초 형성

③ 미세아교세포 (소교세포 ; microglia)
　a. 중배엽성 발생
　b. 식작용으로 신경계 보호

④ 뇌실막세포 (상의세포 ; ependymal cell)
　- 뇌실의 속면 보호, 뇌척수액의 생산과 순환을 보조

(2) 말초신경계의 신경아교세포

① 신경집세포 (슈반세포 ; Schwann cell) : 말초신경계에서 신경세포의 수초 형성, 신경재생
② 위성세포 (satellite cell) : 신경절, 세포체를 둘러싸서 보호

## 2 자극의 전도

### 1 안정막 전압
(1) 안정상태의 세포막 내외의 전위차
(2) 분극상태
(3) 세포막 투과성이 높은 $K^+$의 이동으로 유지
(4) 약 $-70mV$

### 2 활동전압
(1) 흥분을 전도할 수 있는 전기적 변동
(2) 신경 흥분은 실무율에 따라 일어남.
(3) 신경 흥분 이후 절대불응기와 상대적 불응기가 나타남.
(4) 거리에 따른 자극 크기의 변화가 없음.
(5) 활동전압 발생 단계

| 1단계 | • 국소전압이 역치 수준($-60mV$)까지 탈분극시킴 |
|---|---|
| 2단계 | • 전압 의존성 $Na^+$ 통로의 활성화<br>• $Na^+$가 활성화된 통로를 통해 세포 내부로 유입<br>• 막전압이 $-70mV$에서 $+30mV$까지 올라감 |
| 3단계 | • $Na^+$ 통로가 닫힘<br>• 전압 의존성 $K^+$ 통로의 활성화<br>• $K^+$가 활성화된 통로를 통해 세포 외부로 유출<br>• 재분극 시작 |
| 4단계 | • 전압이 $-60mV$ (역치 수준)까지 내려가면 $Na^+$ 통로가 본래의 특성을 회복<br>• 전압이 $-70mV$ (안정막전압 수준)까지 내려가면 $K^+$ 통로가 닫히기 시작<br>• $K^+$ 통로가 닫히는 속도가 느려 지속적인 $K^+$ 유출이 일어남<br>• $K^+$ 유출에 의한 일시적 과분극이 일어남<br>• $K^+$ 통로가 닫히면 막전압은 다시 안정막전압을 회복 |

### 3 역치
- 활동전압을 일으킬 수 있는 최소 강도의 자극

### 4 실무율의 법칙
(1) 역치 이상 자극에서 나타나는 반응은 자극의 크기에 관계없이 동일함.
(2) 역치 이하 자극에서는 반응이 전혀 일어나지 않음.

### 5 도약전도
(1) 축삭의 국소전류가 신경섬유마디(랑비에결절)를 뛰어넘어 전도되는 현상

(2) 도약전도를 하는 말이집신경섬유(유수신경섬유)가 민말이집신경섬유(무수신경섬유)보다 자극전도 속도가 빠름.

## 6 신경섬유

| 섬유 | | 기능 | 직경 | 속도(msec) |
|---|---|---|---|---|
| A | α | 고유수용기, 체성운동신경 | 15~20 | 70~120 |
| | β | 촉각, 압각 | 5~10 | 30~70 |
| | γ | 근육방추로 가는 운동신경 | 3~6 | 15~30 |
| | δ | 통각, 온각, 촉각 | 2~5 | 12~30 |
| B | | 자율신경(절이전섬유) | <3 | 3~15 |
| C | 뒤뿌리 (후근) | 통각, 반사반응 | 0.4~1.2 | 0.5~2 |
| | 교감신경 | 자율신경(절이후섬유) | 0.3~1.3 | 0.7~2.3 |

## 7 신경종말

(1) 감각신경종말

① 자유종말(free ending) : 통각수용기

② 쿠라우제종구(Krause) : 냉각수용기

③ 루피니소체(Ruffini) : 온각수용기

④ 마이스너소체(Meissner corpuscle) : 촉각수용기

⑤ 파치니소체(Pacinian) : 압각수용기

⑥ 근육방추(muscle spindle) : 뼈대근육의 수축 속도와 길이 감지

⑦ 골지힘줄기관(Golgi tendon organ) : 근육의 신장수용기

(2) 운동신경종말

- 운동종말판(운동종판 ; motor end plate)

# 3 연접(시냅스)

## 1 연접(시냅스)(화학적 연접)

(1) 신경계를 구성(신경원과 신경원 사이의 자극전달 )

(2) 신경전달 물질을 이용

(3) 흥분의 전달은 단일 방향으로만 일어남.

(4) 연접 지연이 있음.

**전기적 (연접)**

- 심장근육 세포 등의 자극전달 방식
- 세포간 결합 (gap junction)을 통한 이온이동
- 연접 지연이 없음.
- 전달이 양방향으로 일어남.

### 2 연접 흥분전도의 특성

(1) 일방향 전도 : 연접 앞 신경원에서 뒤 신경원으로 자극이 전도
(2) 연접 지연 : 흥분이 연접을 거치는 동안 약 0.5~1msec 지연
(3) 발산 (divergence) : 한 개의 신경원이 다수의 신경원과 접함.
(4) 수렴 (convergence) : 다수의 신경원이 한 개의 신경원과 접함.
(5) 가중 (summation) : 흥분이 중첩되어 연접 뒤 신경원을 흥분
(6) 소통 (facilitation) : 가중에 의한 효과가 각각의 자극을 더한 것보다 크게 나타남.
(7) 폐색 (occlusion) : 가중에 의한 효과가 각각의 자극을 더한 것보다 작게 나타남.
(8) 후발사 (after discharge) : 연접 앞 신경원에서 전달된 한번의 흥분이 연접 뒤 신경원을 여러 차례 흥분시킴.

### 3 신경 전달물질

(1) Acetylcholine (Ach)
(2) Biogenic amines
　① Catecholamines : dopamine, norepinephrine, epinephrine
　② Serotonin
(3) Amino acids
　① 흥분성 : glutamate, aspartate
　② 억제성 : GABA, glycine
(4) Neuropeptide : substance P, endorphine, enkephalin 등

## 4 반사

### 1 반사궁

- 감수체(자극) → 감각신경 → 반사중추 → 운동신경 → 효과기(반응)

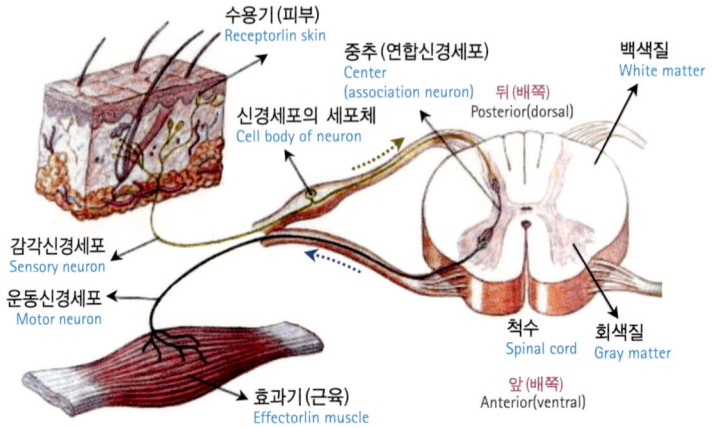

### 2 반사의 종류

| 척수 반사 | 뇌 반사 |
|---|---|
| • 폄반사(무릎힘줄반사, 아킬레스 힘줄반사)<br>• 접칼반사<br>• 배벽반사<br>• 고환 올림반사 | • 아래턱반사<br>• 구토반사<br>• 삼킴반사<br>• 미로반사 |

## 5 뇌파와 수면

### 1 뇌파

(1) 알파($\alpha$)파

① 깨어있는 상태에서 편안히 눈을 감고 있는 상태의 성인의 뇌파

② 8~12Hz

(2) 베타($\beta$)파

① 완전히 깨어있는 상태로 활동 시 나타나는 성인의 뇌파

② 14~50Hz

(3) 델타(δ)파
   ① 신생아의 뇌파
   ② 성인은 수면 시 또는 뇌종양이 있을 때
   ③ 3~5Hz

(4) 세타(θ)파
   ① 강한 흥분상태의 뇌파
   ② 4~7Hz

## 2 수면

(1) 서파수면(non REM 수면)
   ① 뇌파 및 심박동이 느림.
   ② 가벼운 자극에 각성

(2) 속파수면(REM 수면)
   ① 뇌파 및 심박동이 빠름.
   ② 큰 자극에 각성
   ③ 빠른 안구운동(Repid Eye Movement ; REM)이 있음.

# 6 중추신경계(CNS)

## 1 발생 및 분화

- 외배엽 → 신경판 → 신경융기 → 신경고랑(신경구) → 신경관 → 1차 뇌소포(뇌포)
   ① 신경관 : 뇌와 척수로 분화 중심부, 뇌실과 척수 중심관을 형성
   ② 신경능선 : 신경관이 외배엽으로부터 분리될 때 배측에서 형성, 척수신경절, 자율신경절 등이 유래

| 구분 | 1차 뇌소포 | 2차 뇌소포 | 유래물 | 신경관 |
|---|---|---|---|---|
| 뇌 | 앞뇌(전뇌) | 끝뇌(종뇌) | 대뇌반구, 줄무늬체, 후각뇌 | 가쪽뇌실(측뇌실) |
| | | 사이뇌(간뇌) | 시상하부, 시상, 시상상부, 시상후부 | 제3뇌실 |
| | 중간뇌(중뇌) | 중간뇌(중뇌) | 중뇌덮개(중뇌개), 조가비핵(피각), 대뇌다리(대뇌각) | 중간뇌수도관(중뇌수도) |
| | 마름뇌(능뇌) | 뒤뇌(후뇌) | 소뇌, 다리뇌 | 제4뇌실 |
| | | 숨뇌(수뇌) | 숨뇌(연수) | |
| 척수 | 척수 | | | 중심관 |

### 2 뇌의 특성

(1) 외배엽 발생
(2) 무게 : 신생아 400g, 성인 1,100~1,700g
(3) 최대 산소 소비기관
(4) 뇌혈관 장벽이 있어 특정물질의 이동을 제한
(5) 혈류량이 신체활동과 관계없이 일정

## 7 대뇌

### 1 개요

(1) 뇌 전체의 약 80%를 차지
(2) 왼·오른 대뇌반구가 뇌들보(뇌량)를 통해 연결
(3) 표면에 뇌이랑(뇌회)과 뇌고랑(뇌구)이 많은 주름이 존재
(4) 대뇌엽 : 이마엽(전두엽), 마루엽(두정엽), 관자엽(측두엽), 뒤통수엽(후두엽), 도엽

* 중심고랑(중심구 ; central sulcus) : 이마엽과 마루엽을 경계
* 마루뒤통수고랑(두정후두구 ; parieto-occipital sulcus) : 마루엽과 뒤통수엽을 경계
* 가쪽고랑(외측구 ; lateral sulcus) : 이마엽과 관자엽을 경계

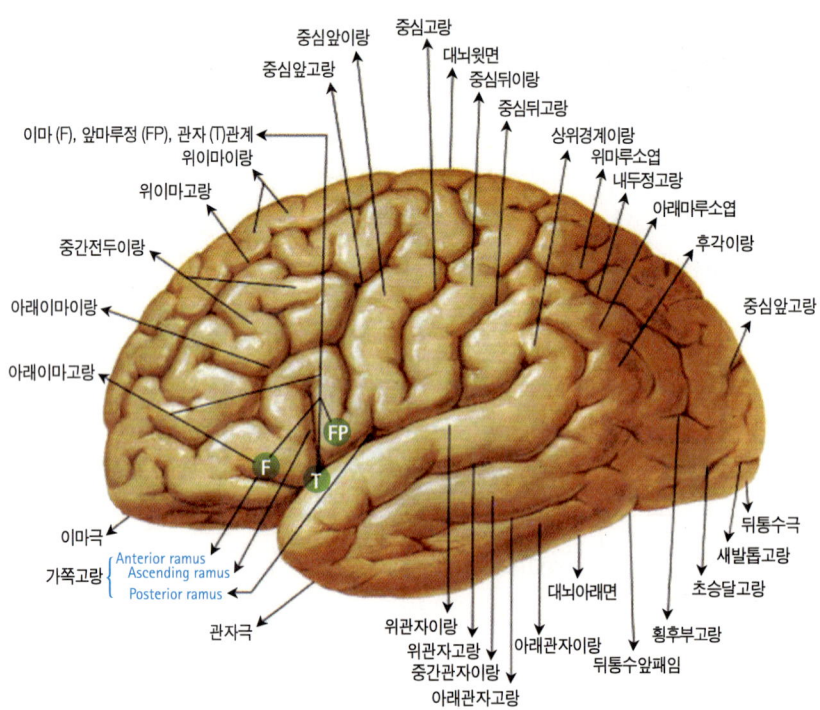

【 뇌의 위가쪽면 】

## 2 대뇌겉질

(1) 회색질, 사고의 중추

(2) 두께는 2.5~3mm

(3) 6개 층으로 구성 : 분자층, 바깥과립층(외과립층), 바깥피라밋층(외추체층), 속과립층(내과립층), 속피라밋층(내추체층)

(4) 기능 영역(Brodmann 영역)

| | |
|---|---|
| 1차 운동영역(Primary motor 영역, 4) | • 중심앞이랑(중심전회)<br>• 추체로의 시작 부위<br>• 신체 먼쪽의 섬세한 운동 조절 |
| 앞운동영역(Premotor 영역, 6) | • 중심앞이랑의 앞<br>• 추체외로계 형성<br>• 무의식적 운동과 근육긴장 담당 |
| 앞이마 영역(전전두 ; Prefrontal) 영역, 9, 10, 11) | • 인간의 지능, 고위정신능력과 관련 |
| 1차 체성 감각영역(Primary somatosensory 영역, 3, 2, 1) | • 중심뒤이랑(중심후회)<br>• 피부의 일반감각과 근육의 심부감각 수용 |
| 체성감각 연합영역(Somesthetic association 영역, 5, 7) | • 중심뒤이랑의 뒤<br>• 1차 체성감각의 정보를 분석, 판단 |
| 1차 청각영역(Primary auditory 영역, 41, 42) | • 관자엽(측두엽)<br>• 음의 고저와 음조 구별 |
| 1차 시각영역(Primary visual 영역, 17) | • 뒤통수엽(후두엽)<br>• 물체의 색과 크기 모양 움직임 |
| 운동성 언어능력(Broca 영역, 44) | • 장애 시 운동성 실어증 유발 |
| 감각성 언어영역(Wernicke 영역) | • 장애 시 감각성 실어증 유발 |

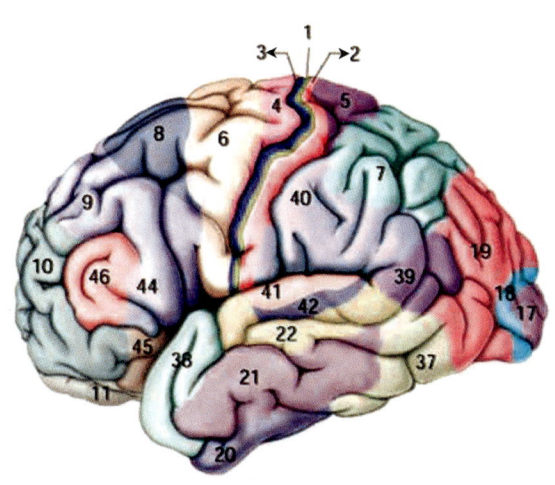

### 3 대뇌속(수)질

- 백색질
- 신경섬유와 바닥핵(기저핵)이 위치함.

(1) 신경섬유
  ① 투사섬유 : 뇌와 척수를 연결(대뇌부채살(방사관), 속주머니(내낭), 바깥주머니(외낭))
  ② 연합섬유 : 같은쪽 대뇌반구를 연결(위세로다발(상종속), 아래세로다발(하종속), 갈고리섬유다발(구상속), 띠다발(대상속))
  ③ 교련섬유 : 반대쪽 대뇌반구를 연결(뇌들보(뇌량), 앞맞교차(전교련), 뒤맞교차(후교련))

(2) 바닥핵(기저핵)
  ① 구조
    a. 꼬리핵(미상핵 ; caudate nucleus)
    b. 렌즈핵(lentiform nucleus) : 조가비핵(피각 ; putamen), 창백핵(담창구 ; globus pallidus)
    c. 내상핵(전장 ; claustrum)
    d. 편도체(amygdaloid body)
  ② 특성
    a. 창백핵 변성 시 떨림마비 유발
    b. 조가비핵, 꼬리핵 변성 시 근긴장의 저하, 무도병, 무정위운동 유발
    c. 줄무늬체(선조체) : 추체외로계의 중추, 조가비핵 및 창백핵이 만드는 줄무늬를 이루고 있어 부르는 명칭

(3) 가장자리 계통(변연계)
  ① 뇌줄기(뇌간)를 둘러싸고 있는 가장자리 겉질영역
  ② 구성 : 변영겉질(해마, 시상핵, 띠이랑), 겉질아래핵근(피질하핵군 → 편도핵, 사이핵, 앞핵군(시상전핵군), 바닥핵 일부)
  ③ 기능 : 본능적 행동과 정서반응을 주재, 행동의 의욕과 학습기억 과정에 기여

## 8 사이뇌 (간뇌)

### 1 개요

(1) 대뇌반구에 덮혀 있음.
(2) 제 3뇌실을 둘러싸고 있는 부분
(3) 구분 : 시상, 시상밑부, 시상상부, 시상하부

### 2 시상

(1) 제 3 뇌실의 양쪽 벽에 있는 큰 타원형의 회색질
(2) 수용된 모든 감각을 대뇌겉질로 중계

(3) 시상베개(시상침) : 안·가쪽무릎체(내·외측슬상체)와 결합하여 시각과 청각에 관여

* 안쪽무릎체 : 청각의 중계소
* 가쪽무릎체 : 시각의 중계소

### 3 시상상부

- 솔방울샘(송과체 ; pineal body) : melatonin을 분비

### 4 시상하부

(1) 구성 : 유두체, 회색융기, 깔때기(누두), 뇌하수체, 시각교차(시신경교차), 시각위핵(시삭상핵), 뇌실곁핵(실방핵) 등

① 시각위핵(시삭상핵) : ADH 분비
② 뇌실곁핵 : oxytocin 분비
③ 배쪽안쪽핵(복내측핵) : 포만조절중추
④ 시각로앞핵(시삭전핵) : 체온조절중추

(2) 기능 : 자율신경 통합중추, 체온조절중추, 혈당조절중추, 식욕·포만중추 등

## 9 뇌줄기 (뇌간)

### 1 중간뇌 (중뇌 ; midbrain)

(1) 사이뇌, 다리뇌, 소뇌를 연결
(2) 눈돌림신경(Ⅲ), 도르래신경(Ⅳ)의 이는곳(기시)
(3) 구조

| 중뇌덮개 (tectum) | 위구역 (상구 ; superior coliculi) | • 시각반사 중추 |
|---|---|---|
| | 아래구역 (하구 ; inferior colliculi) | • 청각반사 중추 |
| 중간뇌뒤판 (피개 ; tegmentum) | 적색질 (적핵 ; red nucleus) | • 근긴장과 불수의적 자세 조절 |
| | 흑색질 (substantia nigra) | • 대뇌핵 활동 조절<br>• 변성 시 파킨슨병 유발 |
| 대뇌다리 (verebral peduncle) | | |

### 2 다리뇌 (뇌교 ; pons)

(1) 중간뇌와 숨뇌를 연결
(2) 삼차신경(Ⅴ), 갓돌림신경(Ⅵ), 얼굴신경(Ⅶ), 속귀신경(Ⅷ)의 이는곳
(3) 구조 : 중간소뇌다리, 다리뇌핵, 마름오목(제4뇌실의 바닥)
(4) 기능 : 호식조절중추, 지속적 흡식중추

### 3 숨뇌 (연수 ; medulla oblongata)

(1) 생명의 중추

(2) 추체로 교차
(3) 혀인두신경(Ⅸ), 미주신경(Ⅹ), 더부신경(Ⅺ), 혀밑신경(Ⅻ)의 이는곳
(4) 구조 : 올리브핵, 쐐기다발(설상속), 널판다발(박속) 등
(5) 기능 : 심장중추, 호흡중추, 연하 및 구토중추, 각막반사 중추 등

## 10 소뇌 (cerebellum)

### 1 개요
(1) 다리뇌(교)와 숨뇌의 뒷면에 위치
(2) 제 4 뇌실의 지붕 형성
(3) 중앙의 소뇌벌레(충부)와 좌우 소내반구로 구분
(4) 표면에 소뇌틈새(소뇌구)와 소뇌이랑(소뇌회)에 의한 많은 주름
(5) 몸의 평형 유지, 정밀한 운동과 근긴장도 조절

### 2 소뇌핵
(1) 치아핵(dental nucleus) : 대뇌 의지운동 억제와 섬세한 손운동에 관여
(2) 마개핵(전상핵 ; endoiform nucleus) : 서 있는 자세에서 중력을 지탱하는데 관여
(3) 둥근핵(구상핵 ; globose nucleus) : 뼈대근육(골격근)의 고유감각 및 긴장에 관여
(4) 꼭지핵(실정핵 ; fastigeal nucleus) : 공간 상에서의 평형 및 회전감각 조절에 관여

### 3 소뇌기능부전
(1) 협동 운동 불능
(2) 떨림(진전)
(3) 길항 운동 반복 불능
(4) 소뇌성 안구진탕
(5) 현훈
(6) 언어장애

## 11 척수

### 1 개요
(1) 큰후두구멍에서 제 1, 2 허리까지 약 45cm
(2) 31쌍의 척수신경이 분지
(3) 목뼈(경수), 등뼈(흉수), 허리뼈(요수), 엉치뼈(천수)로 구분
(4) 말총(마미) : 하위 척수신경이 신경근을 이루어 종말끈(종사)을 둘러싸고 있음.
(5) 팽대부 : 목팽대(경팽대), 허리팽대(요팽대)

(6) 3겹의 척수막 : 경질막, 거미막, 연질막

* 밖에서 안으로 경질막, 거미막, 연질막 순

### 2 가로단면 구조

(1) 겉질 : 백색질(백질), 앞섬유단(전삭)·가쪽섬유단(측삭)·뒤쪽섬유단(후삭)으로 구분
(2) 수질 : H형의 회색질, 앞뿔, 뒤뿔, 가쪽뿔, 회백교련으로 구분

| 앞뿔(전각 ; ant. horn) | 운동신경세포가 있음 |
|---|---|
| 뒤뿔(후각 ; post. horn) | 감각신경세포가 있음 |
| 가쪽뿔(측각 ; lat. horn) | 자율신경세포가 있음 (등뼈, 허리뼈에만 존재) |
| 회색맞교차(회백교련 ; gray commision) | 앞뿔과 뒤뿔을 연결하는 섬유 |

### 3 척수 전도로

(1) 오름신경로(상행전도로)
　① 앞척수시상로(anterior spinothalamic track) : 촉각, 압각의 전도
　② 가쪽척수시상로(lateral spinothalamic track) : 통각, 온각의 전도
　③ 널판다발(박속), 쐐기다발(설상속) : 고유감각 및 진동감각의 전도
(2) 내림신경로(하행전도로)
　① 피라밋도계(추체로 ; pyramidal track) : 뼈대근육의 수의운동신경로
　　　* 가쪽겉질척수로 : 숨뇌에서 교차
　　　* 앞겉질척수로 : 척수에서 교차
　② 피라밋외로계(추체외로 ; extrapyramidal track) : 뼈대근육의 운동, 긴장, 협조 운동을 불수의적으로 조절

## 12 뇌실과 뇌척수액

### 1 뇌실 (ventricle)

(1) 가쪽뇌실(lateral ventricle) : 왼·오른대뇌반구에 하나씩 위치, 총 2개
　　* 뇌실사이구멍(뇌실간공 ; interventricular foramen) : 왼·오른 가쪽뇌실과 제 3 뇌실을 연결
(2) 제 3 뇌실(3rd ventricle) : 사이뇌에 위치
　　* 중간뇌수도관(중뇌수도 ; cerebral aqueduct) : 제 3 뇌실과 제4 뇌실을 연결
(3) 제 4 뇌실(4rd ventricle) : 척수의 중심관과 연결

### 2 뇌척수액 (CSF)

(1) 뇌를 외부 충격으로부터 보호
(2) 가쪽뇌실, 제 3 뇌실, 제 4 뇌실의 맥락얼기(맥락총)에서 분비
(3) 130~150mL 보유 (일일 분비량 400~600mL)
(4) 뇌척수압 : 누운자세(130mmH$_2$O), 앉은자세(200mmH$_2$O)

# 13 말초신경계 (PNS)

## 1 뇌신경

| 신경명 | | 성격 | 기능 | 통과부 |
|---|---|---|---|---|
| 후각신경(I) | | 감각 | 후각 담당 (코안) | 체판(사판) |
| 시각신경(II) | | 감각 | 시각 담당 (망막) | 시각신경관 |
| 눈돌림신경(III) | | 운동 | 위·아래곧은근, 안쪽곧은근, 아래빗근, 위눈꺼풀올림근 | 위눈확틈새 |
| 도르래신경(IV) | | 운동 | 안구의 위빗근 | 위눈확틈새 |
| 삼차신경(V) | 눈신경 | 감각 | 눈확 및 이마부위 피부 | 위눈확틈새 |
| | 위턱신경 | 감각 | 위턱부위 피부 | 원형구멍 |
| | 아래턱신경 | 혼합 | 아래턱부위 피부 및 씹기근 운동 | 타원구멍 |
| 갓돌림신경(VI) | | 운동 | 안구의 바깥곧은근 | 위눈확틈새 |
| 얼굴신경(VII) | | 혼합 | 얼굴표정근의 수축, 타액 및 누액 분비 | 붓꼭지구멍 |
| 안뜰달팽이신경(VIII) | | 감각 | 청각 및 평형감각 | 속귀길 |
| 혀인두신경(IX) | | 혼합 | 인두근과 귀밑샘 (이하선) | 목정맥구멍 |
| 미주신경(X) | | 혼합 | 미각, 인·후두근 운동, 가슴·배의 장기운동 | 목정맥구멍 |
| 더부신경(XI) | | 운동 | 목빗근 (승모근), 등세모근 (흉쇄유돌근) | 목정맥구멍 |
| 혀밑신경(XII) | | 운동 | 혀 운동 | 혀밑신경관 |

\* 부교감신경지 분지 : III, VII, IX, X뇌신경

## 2 척수신경

- 31쌍의 혼합신경
- 앞가지(전지)와 뒤가지(후지)로 구성
- 대부분 앞가지가 뒤가지보다 발달
- 신경얼기(신경총)를 형성
    \* 가슴신경은 신경얼기를 형성하지 않고 갈비사이신경으로 분포

(1) 신경얼기(신경총)
① 목신경얼기(경신경총) : 가로막신경을 분지, 가로막 지배
② 팔신경얼기(완신경총) : 겨드랑신경(액와신경), 근육피부신경(근피신경), 정중신경, 자신경(척골신경), 노신경(요골신경) 형성, 팔에 분포
③ 허리신경얼길(요신경총) : 넙다리신경, 폐쇄신경 등을 형성, 다리 및 하부체간에 분포
④ 엉치신경얼기(천골신경총) : 궁둥신경, 정강신경, 종아리신경 형성, 다리에 분포
⑤ 꼬리신경얼기(미골신경총) : 항문 주위의 피부에 분포

(2) 척수신경 주요 특징
① 궁둥(좌골)신경 : 최대의 말초신경
② 자신경 마비 : 갈퀴손 변형 (claw hand)
③ 정중신경 마비 : 원숭이손 변형 (ape hand), 손목굴증후군(수근관증후군 ; carpal tunnel syndrome)

④ 노신경 마비 : 손목처짐(손목하수 ; wrist drop)

## 3 자율신경계

(1) 내장, 혈관, 선의 불수의적 작용을 지배
(2) 신경절을 형성하여 신경절 이전섬유(절전섬유)와 신경절 이후섬유(절후섬유)로 구분, 반드시 1회 연접
(3) 교감신경과 부교감신경으로 구분

| 신경 | 이는곳 | 전달물질 | |
| --- | --- | --- | --- |
| | | 신경절 이전섬유 | 신경절 이후섬유 |
| 교감신경 | 등뼈, 허리뼈 | acetylcholine | noradrenalin |
| 부교감신경 | 뇌, 엉치뼈 | acetylcholine | acetylcholine |

(4) 작용

| 계통 | 기관 | 교감신경 | 부교감신경 |
| --- | --- | --- | --- |
| 감각기 | 동공 | 확대 | 축소 |
| | 눈물샘(누선) | 미량 분비 | 대량 분비 |
| | 섬모체근(모양체근) | 이완 | 수축 |
| 외피 | 땀샘(한선) | 분비 촉진 | 영향 없음 |
| | 털세움근(입모근) | 수축 | 영향 없음 |
| 내분비계 | 부신겉질 | 분비 촉진 | 영향 없음 |
| | 침샘(타액선) | 분비 억제 | 영향 없음 |
| 소화기 | 민무늬근(평활근) | 꿈틀(연동)운동 억제 | 꿈틀(연동)운동 촉진 |
| | 소화샘 | 분비 억제 | 분비 촉진 |
| 호흡기 | 기관지 | 확대 | 축소 |
| 순환기 | 심장동맥 | 증가 | 감소 |
| | 관상동맥 | 확대 | 수축 |
| | 말초혈관 | 수축 | 영향 없음 |
| 비뇨기 | 방광조임근 | 수축 | 이완 |
| | 방광배뇨근 | 이완 | 수축 |
| 생식기 | 남자생식기 | 사정 | 발기 |
| | 자궁 | 수축 | 이완 |

# MEMO

# Chapter 5

# 감각기계

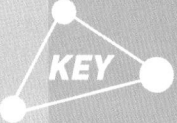

- 밑창이 두껍고 무거운 신발을 신고 산길을 오른다고 생각해 보세요. 산의 아름다운 경치를 감상하면서 산을 오를 수 있을까요? 그렇지 않습니다. 신발의 밑창이 두껍기 때문에 지면에 대한 감각자극을 충분히 받아들일 수 없게 되고, 이러한 상황은 낙상에 대한 위험으로 인식됩니다. 그래서 밑창이 두꺼운 신발을 신었다면 멀리보기 보다 바로 아래 땅을 보면서 걷게 되겠지요. 감각손상을 받은 편마비 환자분들이 바닥을 보면서 조심스럽게 걷는 것도 비슷한 이유에서입니다.

- 정상적인 감각은 정상적인 운동을 만들어내기 위해 반드시 필요한 요소입니다. 그렇기 때문에 이번 챕터 역시 물리치료에 있어서 아주 중요한 부분입니다.

- 이번 챕터에서는 특수감각과 일반감각의 감각수용기 종류에 대하여 알아보겠습니다. 그리고 피부와 빛자극을 받아들이는 감각기인, 평형감각과 청각을 담당하는 귀, 미각기인 혀에 대하여 공부할 것입니다.

## 꼭! 알 아 두 기

1. 감각수용기의 분류
2. 피부의 구조와 기능
3. 안구벽의 구조물과 기능
4. 막대세포와 원뿔세포의 기능
5. 중이의 구조물과 기능
6. 속귀의 구조물과 기능
7. 맛봉오리(미뢰)의 기능과 분포영역

# CHAPTER 05 감각기계 (Sense organ system)

## 1  개요

### 1 감각수용기 분류

(1) 일반감각 : 촉각, 통각, 온각, 압각, 내장감각
(2) 특수감각 : 시각, 청각, 후각, 미각, 평형각
(3) 5대 감각 : 촉각, 시각, 청각, 미각, 후각

* 가장 피로하기 쉬운 감각 : 후각
* 순응이 없는 감각 : 통각
* 피부감각 분포 수($1cm^2$당) : 통각(100개), 촉각(25개), 냉각(20개), 온각(10개)

| | 감각 | | | 감각기 |
|---|---|---|---|---|
| 특수감각 | 시각 | | | 막대세포(간상세포), 원뿔세포(원추세포 ; 눈) |
| | 청각 | | | 유모세포(귀) |
| | 후각 | | | 후각세포(코) |
| | 미각 | | | 맛봉우리세포(미뢰 ; 혀) |
| | 평형각 | | | 세반고리관(삼반규관), 안뜰기관(전정기관 ; 내이) |
| 일반감각 | 체성감각 | 피부감각 | 촉각 | Meissner 소체 |
| | | | 압각 | Pacini 소체 |
| | | | 온각 | Ruffini 소체 |
| | | | 냉각 | Krause 소체 |
| | | | 통각 | 자율신경종말 |
| | | 고유감각 | 관절운동 | 관절 주위 신경종말 |
| | | | 근육의 신장 | 근육방추 |
| | | | 근의 장력 | 골지힘줄기관(골지건기관) |
| | 내장감각 | | 혈압 | 대동맥활, 목동맥굴 |
| | | | 혈중 $CO_2$ 분압 | 숨뇌 |
| | | | 혈중 $O_2$ 분압 | 대동맥소체, 목동맥소체 |
| | | | 혈장 삼투압 | 시상하부 |
| | | | 혈당치 | 시상하부 |

# 2 피부(Skin)

### 1 피부의 구조

| 표피 | 각질층 | | 세포의 각질화 층, 표면에서 박리와 탈락이 일어남 |
|---|---|---|---|
| | 투명층 | | 광택이 나는 층 (손바닥, 발바닥에서 볼 수 있음) |
| | 과립층 | | 각질유리질 상의 과립 함유 |
| | 종자층 | 가시층 | 주변 세포와 세포간교 형성 |
| | | 바닥층 | 멜라닌 색소 함유, 피부색 결정 |
| 진피 | 유두층 | | 지문 형성 |
| | 그물층 | | 랑거선 |

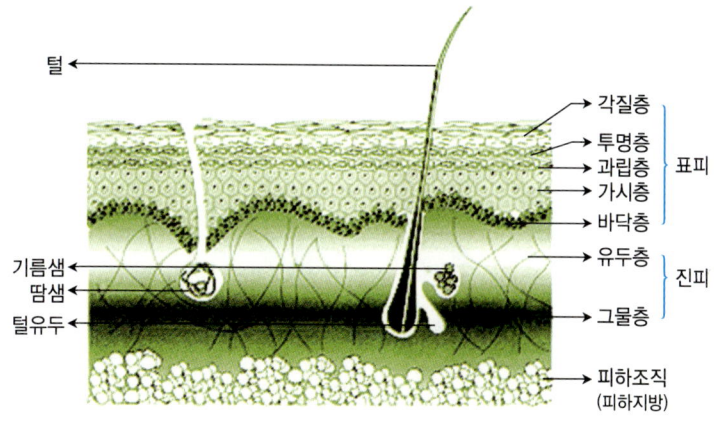

【 피부의 구조도 】

(1) **종자층** : 표피가 각질화되어 탈락하는 세포를 보충(세포분열이 일어남.)
(2) **진피**
　① 혈관과 신경이 분포
　② 1~4mm 두께의 피부층으로 표피 지리, 피하지방 조직과 분비

### 2 피부의 기능

- 장기보호, 체온조절, 감각작용, 호흡작용, 흡수 및 배설작용, 비타민 D 합성 및 저장, 면역기능 수행, 내부 장기의 이상 표현, 약물 투입 통로, 외부의 유해한 자극에 대한 일차 방어선

### 3 피부의 부속기관

(1) **모발(Hair)**
　① 단백질이 각질화된 것
　② 입술, 손바닥, 발바닥, 귀두, 소음순, 유두에는 없음.

③ 기능 : 체표면 보호, 체온 보존, 촉각 감지
④ 구조

| 털줄기 (모간) | 모발이 피부밖으로 나온 부분 |
|---|---|
| 털뿌리 (모근) | 두 겹의 피막인 털주머니 속에 들어 있는 부분 |
| 털망울 (모구) | 털뿌리 하단의 팽대된 부분 |
| 털유두 | 털뿌리 하단에서 영양 공급을 담당하는 부분 |

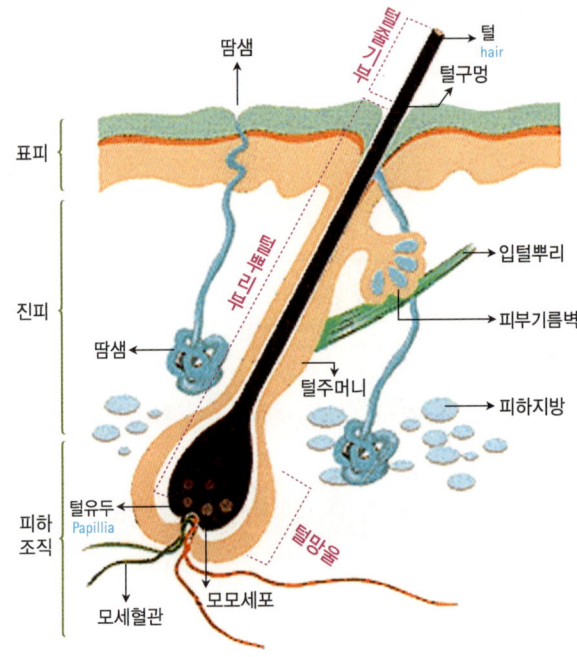

(2) 손톱, 발톱(Nail)
① 손과 발의 표피가 각질화된 것
② 구조

| 손톱 몸통 (조체) | 밖으로 노출된 부분, 반달이 있다 |
|---|---|
| 손톱 뿌리 (조근) | 피부 속에 묻혀 있는 부분 |
| 손톱 바탕 (조상) | 조기질에서 손톱, 발톱의 생장에 관여 |

＊반달 : 손톱 몸통과 손톱 뿌리의 경계부, 공기를 함유
＊조기질 손상 시 손톱, 발톱의 생장 및 재생이 불가능

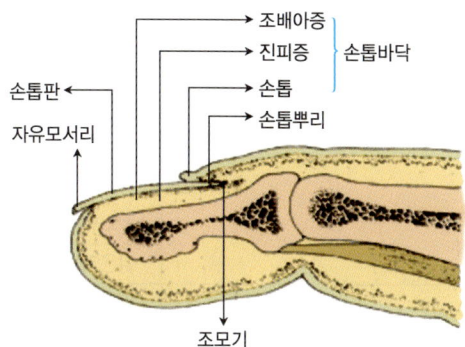

(3) 땀샘 (한선 ; Sweat gland)
  ① 대롱샘 (관상선)으로 땀을 분비 (1일 700g)
  ② 작은땀샘 (에크린선 ; Ecrine gland) : 전신의 피부에 분포함. 체온 조절 기능
  ③ 큰땀샘 (아포크린선 ; Apocrine gland) : 바깥귀길 (외이도), 겨드랑 (액와), 젖꼭지 (유륜), 음부, 항문 주위에 분포, 체취의 주 요소

(4) 기름샘 (피지선 ; Sebaceous gland)
  ① 대부분 털주머니 내에 존재
  ② 손바닥과 발바닥을 제외한 전신에 분포
  ③ 얼굴과 두피에 가장 많이 분포
  ④ 지방산 분비
     a. 지방산은 피부의 산도를 4.2~5.6의 약산성으로 유지
     b. 세균, 진균 증식 억제
  ⑤ 피부기름 (피지 ; sebum)
     a. 지질이 풍부한 성분
     b. 짧은 기름샘관을 통해 털주머니 (모낭)에서 계속 배출

(5) 젖샘 (유선 ; Mammary gland)
  ① 땀샘의 변형물
  ② 여성의 유방에 존재
  ③ 유방은 15~20개의 젖샘엽으로 구성, 젖분비 기능

# 3 시각기관

**1 눈**

- 직격 24mm의 구형체
- 구조

| 안구벽 | 바깥막 (섬유막) | 흰자위막 (공막 ; Sclera) |
| --- | --- | --- |
| | | 맑은막 (각막 ; Cornea) |
| | 중간막 (혈관막) | 얼킴막 (맥락막 ; Choroid) |
| | | 섬모체 (모양체 ; Ciliary body) |
| | | 조리개 (홍채 ; Iris) |
| | 속막 (신경막) | 그물막 (망막 ; Retina) |
| 굴절질 | 안구방수 (Aqueous humor) | |
| | 수정체 (Lens) | |
| | 유리체 (Vitreous body) | |

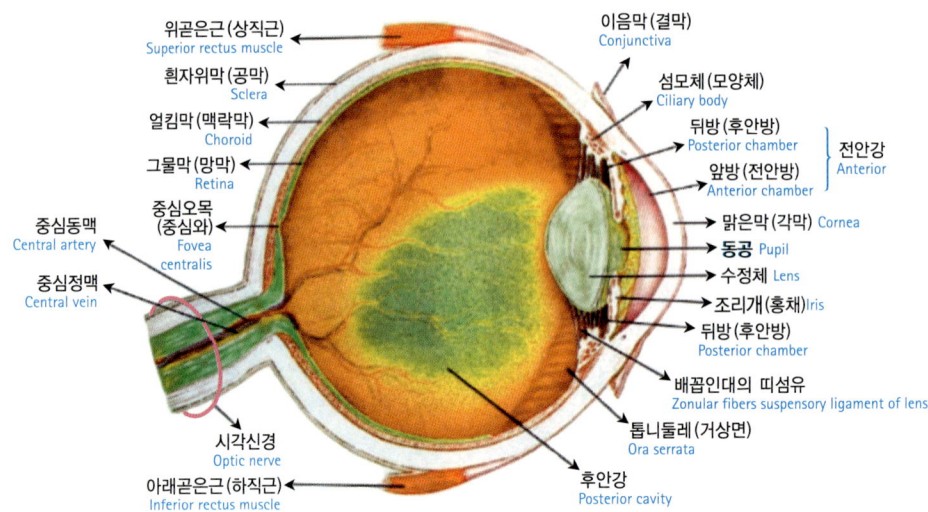

**방수 생산과 시력**

- 방수 생산 : 조리개 뒤에 있는 섬모체의 모양돌기에서 지속적으로 분비, 뒤쪽으로 들어감 → 동공을 걸쳐 앞쪽 → 쉴렘관으로 배출 → 혈액으로 유입
- 시력 : 빛 파동 → 수정체 → 그물막 → 시각신경 → 뇌후두엽

(1) 안구벽

　① 바깥막(섬유막 ; Fibrous coat)

　　a. 맑은막(각막 ; Cornea)
　　　- 눈의 앞쪽 1/6을 차지하는 투명한 5층의 구조막
　　　- 빛의 굴절체(표면이 고르지 못할 경우 난시를 초래함.)
　　　- 혈관의 분포는 없고 신경의 분포는 있음.

　　b. 흰자위막(Sclera)
　　　- 눈의 뒤쪽 5/6을 차지하는 부분
　　　- 불투명한 섬유막, 흰자위

　② 중간막(혈관막 ; Vascular coat)

　　a. 얼킴막(맥락막 ; Choroid)
　　　- 흰자위의 내면층
　　　- 멜라닌 색소를 함유하여 광선을 차단 → 암실 유지
　　　- 혈관이 풍부 → 안구 내 영양 공급

　　b. 섬모체(모양체 ; Ciliary body)
　　　- 섬모체근이 수정체의 두께를 조절
　　　- 섬모체 수축 : 수정체가 두꺼워짐 → 가까운 거리 응시
　　　- 섬모체 이완 : 수정체가 얇아짐 → 먼 거리 응시
　　　- 섬모체돌기 : 모양체소대가 부착, 수정체 굽음 조절, 안구 방수분비

　　c. 조리개(홍채 ; Iris)
　　　- 동공 형성
　　　- 광선의 통과량을 조절(조리개 역할)
　　　- 눈의 색깔 결정
　　　- 구면수차와 색수차 조절

　③ 속막(신경막 ; Nervous coat)

　　a. 그물막(망막 ; Retina)
　　　- 뇌소포에서 유래
　　　- 10층의 구조, 눈의 내층을 덮고 있음.
　　　- 황반의 중심오목 : 물체의 상이 가장 잘 맺히는 부위
　　　- 시각신경원판 : 감각세포가 없음. 맹점
　　　- 그물막 내 감각세포
　　　- 막대세포 내의 광화학 반응

| 막대세포(간상체 ; Rod cell) | 원뿔세포(추상체 ; Cone cell) |
| --- | --- |
| • Rhodopsin 함유<br>• 명암을 구별<br>• 역치가 낮음<br>• 이상 시 야맹증 유발 | • Idopson 함유<br>• 색깔을 구분<br>• 역치가 높음<br>• 이상 시 색맹 유발 |

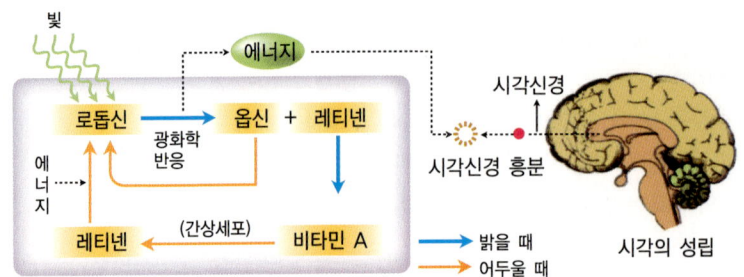

시각의 성립

(2) 굴절질

 ① 안구 방수(Aqueous humor)

  a. 안구내압 유지 및 안구(맑은막, 수정체)에 영양 공급

  b. 과다 시 안구 내압 상승, 녹내장

  c. 순환경로 : 섬모체돌기 → 뒤방 → 앞방 → 조리개각막간극 → 공막정맥동굴

 ② 수정체(Lens)

  a. 볼록렌즈 형의 최대 굴절체

  b. 섬모체에 의하여 두께 조절

  c. 수정체의 혼탁 : 백내장

 ③ 유리체(초자체 ; Vitreous body)

  a. 투명의 교양질

  b. 안구 내압을 유지

  c. 과다 시 안구내압 상승, 녹내장

   ＊빛의 굴절 순서 : 각막 → 안구 방수 → 수정체 → 유리체 → 그물막(망막)

(3) 안구의 부속기관

 ① 안구근육(안근)

  - 안구의 운동에 관여하는 6개의 근육

| 눈돌림신경(동안신경) | 위곧은근(상직근), 아래곧은근(하직근), 안쪽곧은근(내측직근), 아래빗근(하사근) |
|---|---|
| 도르래신경(활차신경) | 위빗근(상사근) |
| 갓돌림신경(외전신경) | 가쪽곧은근(외측직근) |

 ② 눈꺼풀(안검)

  a. 위눈꺼풀(상안검)과 아래눈꺼풀(하안검)로 구성

  b. 속눈썹, 눈물유두(누유두), 눈물점(누점)이 있다.

 ③ 이음막(결막)

  a. 눈꺼풀의 뒤면과 흰자위막의 앞면을 덮고 있는 막

  b. 먼지나 이물질이 머무는 결막구석(결막원개)이 있음.

④ 눈물기관 (누기)
   a. 눈물샘 (누선) : 눈확(안와)의 위벽에 위치한 장액샘
   b. 눈물의 배설로 : 눈물점(누점) → 눈물소관(누소관) → 눈물주머니(누낭) → 코눈물배관(비루관) → 아래코길(하비도)

(4) 시각생리
① 어둠 적응(암순응)과 맑음 적응(명순응)
   a. 어둠 적응 : 밝은 곳 → 어두운 곳 이동 시의 적응(약 20분 소요)
   b. 맑음 적응 : 어두운 곳 → 밝은 곳 이동 시의 적응(약 2~3분 소요)
② 굴절이상
   a. 근시 : 눈축이 길어 상이 그물막의 앞에 맺힘 → 오목렌즈 교정
   b. 원시 : 눈축이 짧아 상이 그물막의 뒤에 맺힘 → 볼록렌즈 교정
   c. 난시 : 맑은막, 수정체의 표면이 고르지 못함 → 원추렌즈 교정

## 4 평형, 청각기

### 1 귀

- 평형과 청각을 담당하는 감각기
- 바깥귀(귀바퀴, 바깥귀길), 가운데귀(고막, 고실, 귀속뼈, 이관), 속귀(골미로, 막미로)로 구성

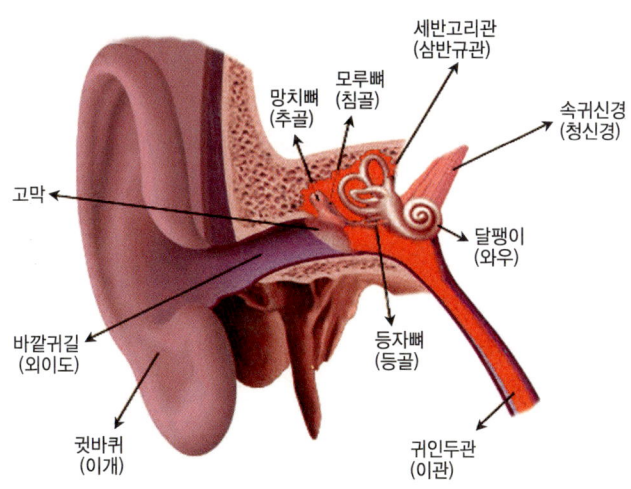

### 2 바깥귀 (외이 ; external ear)

(1) 귀바퀴 (이개 ; auricle)
   ① 조개껍질 모양의 탄력성 연골
   ② 귀의 테두리를 이루며, 음파를 모음

(2) 바깥귀길(외이도 ; external acoustic meatus)
① 관자뼈(측두골) 속의 2.5cm 길이의 S자 관
② 귀털(이모) 및 귀지샘이 존재

### 3 가운데귀(중이 ; middle ear)

(1) 고막(tympanic membrane)
① 바깥귀와 가운데귀의 경계
② 망치뼈(추골)와 연결
③ 이완부(상부)와 긴장부(하부)로 구분
④ 피부층, 섬유층, 점막층의 3층 구조
⑤ 중심부가 가운데귀 쪽으로 튀어나옴.
　＊고막반사 : 큰 소리의 전달을 감소시키는 보호반사

(2) 귀속뼈(이소골 ; auditory assicle)
  - 고막의 진동을 증폭시켜 속귀(내이)로 전달하는 3쌍의 뼈
  - 망치뼈, 모루뼈(침골), 등자뼈(등골) 순으로 연결
① 망치뼈(추골 ; malleus)
  - 망치뼈병으로 고막과 연결됨.
② 모루뼈(침골 ; incus)
  - 망치뼈와 등자뼈 사이의 뼈
③ 등자뼈(등골 ; stapes)
  - 등자뼈 바닥으로 안뜰창(난원창)과 연결

(3) 안뜰창(전정창 ; oval window)
  - 등자뼈와 연결, 진동을 안뜰계관(전정계)의 바깥램프(외림프)에 전달

(4) 달팽이창(정원창 ; cochlear window)
  - 제2의 고막

(5) 귀인두관(유스타키오관 ; Eustachian tube)
① 인두와 가운데귀를 연결하는 관
② 약 4cm의 관으로 가운데귀 내 압력 유지
③ 호흡기 질환 시 가운데귀염 유발

### 4 속귀(내이 ; inner ear)

(1) 뼈미로(골미로)
① 전정(vestibule) : 중앙부로 둥근창과 안뜰창이 있음.
② 반고리관(반규관 ; semicirular canal) : 3개의 위, 뒤, 가쪽반고리관이 서로 직각과 팽대를 형성
③ 달팽이(와우 ; cochlea) : 달팽이 껍질모양의 $2\frac{3}{4}$ 회전상의 나선관

(2) 막미로
  ① 둥근주머니 (구형낭), 타원주머니 (난형낭) : 안뜰부위 (전정부), 머리의 위치 감각을 감지
  ② 막성반고리관 : 머리의 회전감각을 감지
  ③ 달팽이관 : 코르티나선기에서 청각을 감지

## 5 미각기

### 1 맛봉오리 (미뢰 ; taste buds)
(1) 맛을 감지하는 꽃봉오리 모양의 기관
(2) 혀의 성곽유두 (유곽유두)에 있으며, 인두 및 후두에도 약간 존재

### 2 신경지배
(1) 고실끈신경 (고삭신경 ; chorda tympanic nerve) : 혀의 앞 2/3 맛봉오리 (미뢰)를 지배
(2) 혀인두신경 (설인신경 ; glossopharyngeal nerve) : 혀의 뒤 1/3 맛봉오리를 지배
(3) 미주신경 (vagus nerve) : 입천장 (구개), 인두 및 후두의 맛봉오리를 지배
(4) 삼차신경 (trigerminal nerve) : 혀의 촉각, 온도감각 등을 지배

# MEMO

# Chapter 6
# 관절계

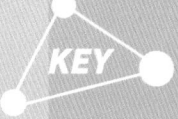

- 성인의 뼈는 체간골격 80개, 체지골격 126개로 총 206개 뼈로 구성된다고 배웠습니다. 이렇게 많은 뼈들은 인체에서 어떻게 배열되어 있는 걸까요? 인체의 뼈들은 각각 떨어져 있는 것이 아니라 서로 연결되어 관절을 구성하며, 힘을 전달하여 신체를 지탱하고 신체의 가동성을 만들어주는 역할을 하고 있습니다. 그렇기 때문에 정상적인 관절을 유지하는 것은 정상적인 신체분절의 움직임과 정상적인 기능수행을 하는데 반드시 필요한 조건이라 할 수 있습니다.

- 이번 챕터에서는 관절의 종류와 각각의 관절 종류에 해당하는 실제 인체관절에 대하여 알아 볼 것입니다. 그리고 신체의 개개관절을 구성하는 뼈와 관절을 보강하는 근육과 인대와 같은 연부조직에 대하여 공부할 것입니다.

### 꼭! 알아두기

1. 관절의 종류와 예
2. 활막성 관절의 종류와 예
3. 고리뒤통수관절과, 고리중쇠관절의 특징
4. 어깨관절을 보강하는 연부조직
5. 무릎관절을 보강하는 연부조직
6. 발목관절의 인대

# CHAPTER 06 관절계 (Articular system)

## 1 개요

### 1 섬유성 관절 (fibrous joint)
- 섬유성 결합조직으로 연결되는 못움직관절(부동관절)

(1) 종류

| 못박이관절 (정식 ; gomphosis) | 치아와 위턱뼈, 아래턱뼈가 이루는 관절 | 예 치아관절 |
|---|---|---|
| 봉합 | 두 뼈가 서로 맞물려서 관절을 이룸 | 예 머리뼈의 관절 |
| 인대 결합 | 두 뼈가 섬유막 또는 짧은인대로 연결 | 예 정강종아리관절 |

### 2 연골성 관절 (cartilagious joint)
- 뼈와 뼈 사이에 연골이 존재하는 관절

(1) 종류

| 연골결합 | 초자연골결합 | 예 복장갈비관절 (흉늑관절) |
|---|---|---|
| 섬유결합 | 섬유연골결합 | 예 두덩관절 (치골관절) |

### 3 윤활막성 관절 (synovial joint)
- 뼈와 뼈 사이에 윤활액이 존재하는 가동성 관절
- 관절주머니(관절낭)로 싸여 있음.

(1) 종류

| 절구관절 (구상관절) | 운동성이 큰 뭇축관절(3축관절) | 예 어깨관절, 엉덩관절 |
|---|---|---|
| 두융기관절 (과상관절) | 긴축, 짧은축의 운동을 하는 2축관절 | 예 턱관절, 손목관절 |
| 안장관절 | 서로 직각 방향으로 움직이는 2축관절 | 예 엄지 손목손허리관절 (무지 수근중수관절) |
| 경첩관절 (접번관절) | 펴고 굽히는 운동만 가능한 1축관절 | 예 팔굽관절 (주관절), 무릎관절 (슬관절), 뼈사이관절 (지절간관절) |
| 중쇠관절 (차축관절) | 돌림운동을 하는 1축성 관절 | 예 고리중쇠(환축)관절, 위·아래 요척관절 |
| 평면관절 | 운동이 제한적인 무축성 관절 | 예 손목뼈사이관절 (수근간관절), 발목뼈사이관절 (족근간관절) |

## 4 윤활막성 관절의 구조

| 관절연골 | 초자연골 |
|---|---|
| 관절주머니 | 관절을 싸고 있는 2겹의 막으로 관절안을 형성 |
| 관절안 | 관절주머니로 형성된 공간, 윤활액(활액)이 차 있음 |
| 관절원반 | 관절안을 이분하는 결합조직 성분 |
| 관절반원 | 관절안 속의 섬유연골 |
| 관절테두리 (관절순) | 관절오목을 둘러싼 연골성 테두리 |
| 인대 | 교원섬유로 구성된 결합조직, 관절의 안정성 제공 |

## 2 인체의 관절

### 1 머리뼈의 관절

(1) 머리뼈 관절
- 봉합, 연골성 관절, 뼈결합

(2) 턱관절 (악관절 ; TM joint)
① 구성뼈 : 아래턱뼈 관절돌기, 관자뼈 턱관절오목
② 두융기관절 (과상관절)
③ 인대 발달이 미약하여 어긋남 (탈구)이 자주 일어남.
④ 보강 : 관절원판, 가쪽인대, 나비아래턱인대 (접형하악인대), 붓아래턱인대 (경돌하악인대)

### 2 척주의 관절

(1) 고리뒤통수관절 (환추후두관절)
① 구성뼈 : 제 1 목뼈의 위관절오목, 뒤통수뼈의 뒤통수오목 (후두와)
② 두융기관절
③ 약간의 앞뒤 운동이 가능
④ 보강 : 앞고리뒤통수막 (전환추후두막), 뒤고리뒤통수막 (후환추후두막)

(2) 고리중쇠관절 (환축관절)
① 구성뼈 : 첫째 목뼈 (제 1 경추), 둘째 목뼈 (제 2 경추)
② 중쇠관절
③ 머리뼈의 돌림운동
　＊정중고리중쇠관절 : 고리뼈의 앞고리(전궁)와 중쇠뼈의 치아돌기 사이의 관절
　＊가쪽고리중쇠관절 : 고리뼈와 중쇠뼈의 위·아래 관절돌기 사이의 관절

④ 보강

| 고리십자인대 (환추십자인대) | 고리의 가로인대와 가로인대를 직교하는 종속 |
|---|---|
| 날개인대 (익상인대) | 머리의 돌림을 제한 |
| 덮개막 | 뒤통수뼈의 비스듬틀(사대)과 제 2 목뼈 뒤모서리(후연)를 연결 |
| 치아끝인대 (치첨인대) | 치아돌기 첨단에서 큰구멍 안쪽모서리(내측연)를 연결 |

(3) 척주의 연결
   ① 척추뼈몸통의 연결 : 23개의 척추원반으로 연결되는 섬유연골 결합
   ② 척추뼈고리(추궁)의 연결 : 위·아래 관절돌기 사이에 존재하는 윤활막성 관절
   ③ 보강

| 앞세로인대 (전종인대) | 뒤통수뼈 바닥에서 엉치뼈를 연결, 척추뼈몸통의 앞면을 싸고 있음 |
|---|---|
| 뒤세로인대 (후종인대) | 척주관 속에서 척추뼈몸통 뒷면을 싸고 있음 |
| 황색인대 | 탄력섬유가 많고 황색을 띠는 인대로 인접하는 고리 간 사이를 연결 |
| 가시돌기사이인대 (극간인대) | 인접한 가시돌기를 연결하는 얇은 인대 |
| 가시끝인대 (극상인대) | 목덜미인대의 연장, 각 가시돌기의 끝을 연결 |
| 가로돌기사이인대 (횡돌간인대) | 각 가로돌기를 연결 |
| 목덜미인대 (항인대) | 바깥후두융기에서 목뼈의 가시돌기 사이를 연결 |

## 3 가슴우리의 관절

(1) 갈비척추관절(늑추관절 ; costovertebral joint)
   ① 구성뼈 : 등뼈의 갈비뼈오목, 갈비뼈의 갈비뼈머리
   ② 12쌍(갈비뼈머리 관절), 10쌍(갈비가로돌기관절)
      * 갈비뼈머리관절 : 등뼈의 갈비뼈오목, 갈비뼈의 갈비뼈머리, 12쌍
      * 갈비가로관절 : 등뼈의 가로갈비뼈오목, 갈비뼈의 갈비뼈결절, 10쌍
   ③ 보강 : 부채꼴인대, 갈비가로인대

(2) 복장갈비관절(흉늑관절 ; sternocostal joint)
   ① 구성뼈 : 갈비뼈의 갈비모서리(늑골연), 복장뼈의 갈비패임(늑골절흔)
   ② 7쌍의 관절
   ③ 보강 : 부채꼴복장갈비인대(방사상 흉늑인대)

## 4 팔의 관절

(1) 복장빗장관절(흉쇄관절 ; sternoclavicular joint)
   ① 구성뼈 : 복장뼈의 빗장패임, 빗장뼈의 복장끝
   ② 평면관절
   ③ 관절원판에 의해 2개의 관절안으로 나뉨.

④ 보강 : 앞뒤복장빗장인대, 빗장사이인대, 갈비빗장인대

(2) 봉우리빗장관절(견쇄관절 ; acromioclavicular joint)
　① 구성뼈 : 어깨뼈의 관절안, 위팔뼈머리
　② 평면관절
　③ 보강 : 봉우리빗장인대, 부리빗장인대(마름인대 + 원뿔인대), 부리어깨봉우리인대

(3) 어깨관절(shoulder joint)
　① 구성뼈 : 어깨뼈의 관절안, 위팔뼈머리
　② 구상관절
　③ 가동 범위가 가장 큼.
　④ 굽힘, 폄, 모음, 벌림, 돌림
　⑤ 보강

| 부리위팔인대 (오훼상완인대) | 관절주머니의 위부분 |
|---|---|
| 오목위팔인대 (관절상완인대) | 관절주머니 앞벽의 안쪽 |
| 오목테두리 (관절순) | 관절 접촉면의 확장, 음압 형성 |
| 위팔세갈래근 (상완삼두근) | 어깨관절 아래부분 |
| 근육둘레띠 (회전근개) | 가시위근, 가시아래근, 작은원근, 어깨아래근 |

＊오목테두리가 있는 관절 : 어깨관절, 엉덩관절

(4) 팔꿉관절(elbow joint)
　① 구성뼈 : 위팔뼈, 노뼈, 자뼈
　② 구성관절 : 위팔자관절(완척관절), 위팔노관절(완요관절), 몸쪽노자관절(상요척관절)
　　a. 위팔자관절 : 위팔뼈의 도르래(활차), 자뼈의 도르래패임
　　b. 위팔노관절 : 위팔뼈 작은머리, 노뼈머리
　　c. 몸쪽쪽노자관절(근위요척관절) : 자뼈의 노패임, 노뼈머리
　③ 보강 : 안쪽곁인대, 가쪽곁인대

(5) 먼쪽노자관절(원위요척관절 ; distal radioulnar joint)
　① 구성뼈 : 노뼈, 자뼈
　② 중쇠(차축)관절
　③ 관절원판 존재

(6) 손목관절(요수근관절 ; radiocarpal joint)
　① 구성뼈 : 노뼈 아래끝, 근위손목뼈
　② 보강 : 노쪽곁(요측측부)인대, 자쪽곁(척측측부)인대, 바닥쪽손목(장측요수근)인대, 등쪽손목(배측요수근)인대

(7) 손의 관절

| 손목관절 (수근관절) | • 손목뼈 사이의 관절 |
|---|---|
| 손목손허리관절 (수근중수관절) | • 먼쪽손목뼈와 손허리뼈 사이의 관절<br>• 엄지의 손목손허리관절은 독립된 관절안을 갖는 안장관절 |
| 손허리손가락관절 (중수지절관절) | • 손목뼈와 손가락뼈 사이의 관절<br>• 두융기관절 (과상관절)<br>• 보강 : 곁(측부)인대, 수장인대, 폄근덮개, 폄근건막, 깊은가로손허리(심횡중수)인대 |
| 손가락뼈사이관절 (지절간관절) | • 손가락뼈들 사이의 관절<br>• 경첩관절 (접번관절)<br>• 보강인대 : 곁(측부)인대, 바닥쪽(장측)인대 |

## 5 다리의 관절

(1) 엉치엉덩관절 (천장관절 ; sacroiliac joint)
　① 구성뼈 : 엉치뼈의 이상면, 엉덩뼈의 이상면
　② 보강 : 앞·뒤 엉치엉덩인대, 뼈사이엉치엉덩인대 (골간천장인대)

(2) 두덩뼈결합 (치골결합 ; symphysis joint)
　① 구성뼈 : 양쪽 두덩뼈
　② 섬유연골성 두덩뼈원판이 존재
　③ 임신 시 약간의 가동성을 가짐.
　④ 보강 : 위·아래 두덩뼈인대

(3) 엉덩관절 (고관절 ; hip joint)
　① 구성뼈 : 볼기뼈절구, 넙다리뼈머리
　② 절구(구상)관절
　③ 보강

| 오목테두리 (관절순) | 말굽 형태의 섬유연골 |
|---|---|
| 절구가로인대 (관골구횡인대) | 절구 아래면의 양쪽 패임을 연결 |
| 넙다리뼈머리인대 (대퇴골두인대) | 관절안 내에서 넙다리뼈머리와 절구를 연결 |
| 엉덩넙다리인대 (장골대퇴인대) | 아래앞엉덩뼈가시에서 넙다리뼈를 연결하는 인대, Y자 모양의 인대 (Y lig.) |
| 궁둥넙다리인대 (좌골대퇴인대) | 궁둥뼈몸통과 넙다리뼈목을 연결 |
| 두덩넙다리인대 (치골대퇴인대) | 두덩뼈 팔에서 넙다리뼈목 연결 |

(4) 무릎관절 (슬관절 ; knee joint)
　① 구성뼈 : 넙다리뼈, 정강뼈, 무릎뼈
　② 경첩(접번)관절
　③ 보강

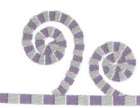

| 윤활막 주름 | 지방이 들어있는 주머니, 충격 흡수 |
|---|---|
| 앞십자인대 (전십자인대) | 무릎의 스트레칭 시 긴장, 무릎관절의 과다폄 억제 |
| 뒤십자인대 (후십자인대) | 무릎의 굽힘 시 긴장, 무릎관절의 과다굽힘 억제 |
| 무릎인대 (슬개인대) | 넙다리네갈래근 힘줄의 연속, 무릎뼈와 정강뼈 거친면 연결 |
| 안쪽반달인대 (내측반월상연골) | 크고 C형, 정강뼈 안쪽에 위치 |
| 가쪽반달인대 (외측반월상연골) | 작고 O형, 정강뼈 바깥쪽에 위치 |
| 안쪽곁인대 (내측측부인대) | 무릎관절 바깥굽음 방지 |
| 가쪽곁인대 (외측측부인대) | 무릎관절 안쪽굽음 방지 |

(5) 정강종아리관절 (경비관절 ; tibiofilular joint)
   - 구성뼈 : 정강뼈, 종아리뼈
     * 정강뼈몸통과 종아리뼈몸통은 뼈사이막으로 연결
     * 하단은 인대결합으로 연결

(6) 발목관절 (거퇴관절 ; talocururral joint)
   ① 구성뼈 : 정강뼈, 종아리뼈 아래끝, 목말뼈도르래 (거골활차)
   ② 경첩관절
   ③ 보강 : 세모 (삼각)인대, 발꿈치종아리 (종비)인대, 앞목말종아리 (전거비)인대, 뒤목말종아리 (후거비)인대

(7) 발의 관절

| 발목관절 (족근관절) | 발목뼈 사이의 관절 |
|---|---|
| 발목발허리관절 (족근중족관절) | 원위발목뼈와 발허리뼈 사이의 관절 |
| 발허리발가락관절 (중족지절관절) | 발허리뼈와 발가락뼈 사이의 관절 |
| 발가락뼈사이관절 (지절간관절) | 발가락뼈들 사이의 관절 |

# MEMO

# Chapter 7

# 순환계

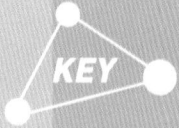

- 생명체는 물질대사를 통해 생존에 필요한 에너지를 생성하고 생체에 필요한 유기물을 합성합니다. 물질대사를 위해서는 신체 내부의 물질들을 신체 곳곳으로 전달하는 과정이 필수적인데요, 순환계는 혈액을 순환시켜 신체 내부의 물질을 이동시키는 역할을 수행하여 물질대사에 필수적인 역할을 수행하며, 림프액의 순환을 통한 신체의 면역기능도 수행하고 있습니다.

- 이번 챕터에서는 혈액의 성분과 기능, 혈액순환의 근원이 되는 심장의 해부학적 구조와 기능, 심장의 특징적인 자극전도 방식에 대하여 알아 볼 것입니다. 그리고 혈액이 흐르는 통로가 되는 신체의 주요 동맥과 정맥에 대하여 공부할 것입니다. 마지막으로 면역기능을 수행하는 림프에 대한 공부를 끝으로 이번 챕터는 마무리 됩니다.

### 꼭! 알 아 두 기

1. 혈액의 기능과 특징
2. 혈액의 구성
3. 혈액응고 단계
4. 심장의 판막
5. 심장의 흥분전도 과정
6. 심전도 그래프의 각 구간별 특징
7. 태아의 순환
8. 대뇌동맥고리
9. 주요 동맥과 분포 부위
10. 주요 정맥과 분포 부위

# CHAPTER 07 순환계 (Circulatory system)

## 1 혈액

### 1 혈액의 기능
(1) 가스운반 및 기체교환
  ① 허파꽈리 (폐포)로부터 각 조직으로 산소를 운반
  ② 조직에서 형성된 이산화탄소를 허파꽈리로 운반
(2) 영양분의 흡수 및 운반, 노폐물의 배설
  - 각 장기에서 흡수한 영양소를 신체 각 부위의 조직으로 운반
(3) 지혈작용
  - 혈액은 체외에서는 바로 응고, 혈액의 손실을 방지
(4) 면역작용
  - 여러 종류의 면역물질을 함유, 신체를 보호, 외부에서 들어오는 여러 세균 등을 식균작용을 통해 생체를 방어
(5) 전해질 및 수분조절, 삼투압 조절
  - 조직액과의 수분교환을 통해 혈액 속의 단백질, 염류 등을 일정한 수준으로 유지, 혈액의 pH를 7.4로 유지
(6) 호르몬의 운반
  - 내분비샘에서 분비되는 호르몬을 표적기관에 운반
(7) 산-염기조절 (pH 조절)
(8) 혈압 유지
(9) 노폐물 배설
  - 각 조직에서의 대사산물인 urea, uric acid, lactic acid, creatinine 등을 콩팥과 간 같은 배설기관으로 운반

### 2 혈액의 특성
(1) 성인에서 약 5~6L
(2) 체중의 8~9%
(3) pH 7.4, 점도는 물의 4배
(4) Hematocrit : 남성은 45%, 여성은 40%

(5) 혈당량 : 80~120mg/dL
(6) 혈구의 크기 : 백혈구 > 적혈구 > 혈소판
(7) 단백량 : 12~16mg/dℓ (혈구 단백), 7mg/dL(혈장 단백)
(8) 혈구 내 주요 이온 : $K^+$, $Mg^{2+}$, 아미노산
(9) 혈장 내 주요 이온 : $Na^+$, $Cl^-$, $Ca^{2+}$

## 3 혈액의 구성

|  | 분류 | 종류 | 수 | 기능 |
|---|---|---|---|---|
| 혈액 | 혈구 (45%) | 적혈구 (RBC) | 4.5~5.5백만 | 산소운반 |
|  |  | 백혈구 (WBC) | 5,000~9,000 | 식균작용 |
|  |  | 혈소판 (platelet) | 20만~30만 | 혈액응고 |
|  | 혈장 (55%) | 섬유소 (fibrinogen) |  | 혈액응고 |
|  |  | 혈청 (serum) |  |  |

## 4 적혈구

(1) 헤모글로빈을 함유한 무핵성 세포
(2) 직경 7.7㎛
(3) 가운데가 얇은 원반 모양
   * 표면적 증가
(4) 적혈구 조혈인자 : erythropoietin, 조직의 산화작용, REF, Vit. $B_{12}$, 단백질, 엽산
(5) 생성 : 적골수의 혈구모세포
(6) 파괴 : 간, 지라, 골수의 세망내피세포에 의해 분해되어 빌리루빈 생성
   * 적혈구의 대부분은 지라(비장)에서 파괴
   * 황달 : 혈중 빌리루빈 농도가 2mg/100mL 이상인 경우
   * 과정
(7) 수명 : 120일
(8) 헤모글로빈
   ① 4개의 heme과 1개의 globin으로 구성
   ② 헤모글로빈 농도 : 12~16g/mL
   ③ 적혈구 하나에 2~3억개 존재
   ④ 철성분 함유
   ⑤ 산소포화도는 산소 분압이 높고 이산화탄소 분압이 낮을 때 높다.

## 5 백혈구

(1) 유핵세포
(2) 운동성을 가짐 (아메바 운동)

(3) 수명 : 과립구(혈중에서 4~8시간, 조직에서 4~5일), 림프구(100~300일)
(4) 종류

| 구분 | 혈구 | 비율(%) | 생성 부위 | 기능 |
|---|---|---|---|---|
| 과립 | 호중구 | 60~70% | 골수간세포 | • 식균작용, 급성 염증 시 증가 |
| | 호산구 | 2~5% | 골수간세포 | • 알러지 질환, 기생충 감염, 자가면역 질환 시 증가 |
| | 호염기구 | 0.5~1% | 골수간세포 | • 헤파린, 히스타민 함유<br>  ※ 혈액응고 방지 |
| 무과립 | 림프구 | 20~30% | 림프절, 골수 | • 면역반응<br>• 항체 형성 |
| | 단핵구 | 5~8% | 골수 | • 강한 식균작용<br>• 만성 염증 시 증가<br>• 가장 큰 혈구세포<br>• 대식세포로 변화 |

## 6 혈소판

(1) 직경 2~4㎛의 무핵세포
(2) 혈액 $1mm^3$ 속에 약 30만 개 존재
(3) 혈액응고에 관여
　　＊혈소판 파괴 시 트롬보플라스틴(트롬보키나제) 유리, 혈액응고
(4) 평균 수명 10일
(5) 골수의 거대핵세포에서 유래
(6) 간, 지라, 골수에 있는 대식세포에 의해 제거

## 7 혈장

(1) 혈액에서 혈구 성분을 제외한 액체 성분
(2) 혈액의 55%
(3) 물(90%), 혈장 단백질(7%), 기타 물질로 구성

**혈장 단백질**

• 알부민 30% : 간에서 생산, 생체 교질삼투압 조절
• 피브리노겐 7% : 간에서 생산, 피브린의 전구물질, 혈액응고에 관여
• 글로불린 30% : 림프구에서 생산, 면역기전에 관여

(4) 기능 : 삼투압 유지, pH 완충작용, 항체 형성, 물질운반, 영양물질, 혈액의 점성 유지, 혈액응고

## 8 ABO식 혈액형

(1) 적혈구 세포 막에 있는 항원(응집원)과 혈장속 항체(응집소)의 항원-항체반응에 따른 분류

   * 응집원(A, B), 응집소($\alpha, \beta$)

(2) 혈액형 : A, B, AB, O

(3) 혈액 응집반응

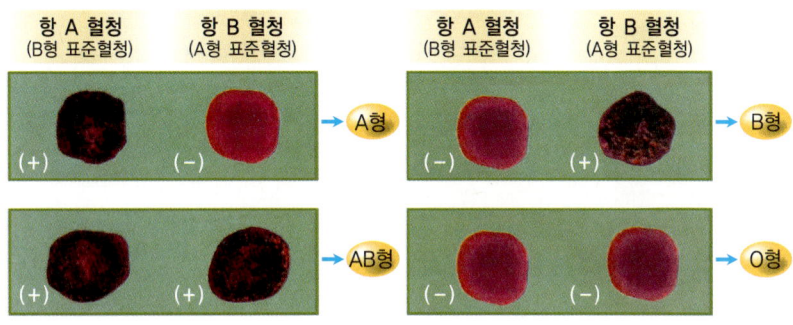

(4) 수혈

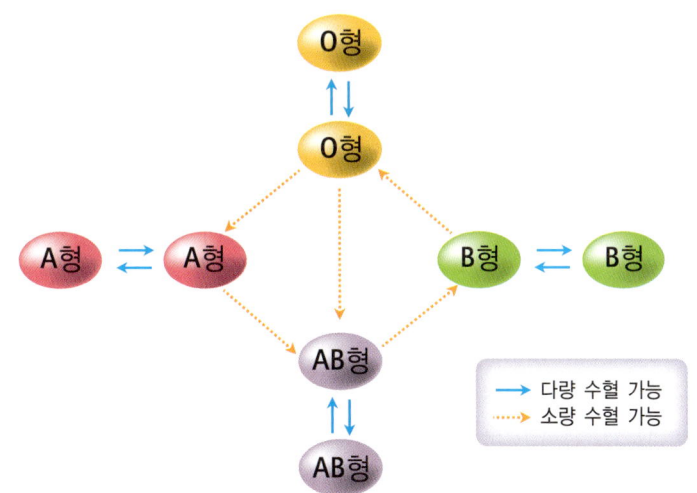

【 ABO식 혈액형의 수혈 관계 】

(5) Rh 혈액형

① Rh 항체에 대한 응집소 $\delta$의 응집반응으로 구분

② $Rh^+$형과 $Rh^-$형이 있음.

   * 적아세포증 : $Rh^-$ 혈액형의 산모가 $Rh^+$ 태아를 임신한 경우 응집소 $\delta$가 생성되고, 두 번째 $Rh^+$ 태아 임신 시 첫 번째 임신으로 생긴 응집소 $\delta$에 의해 두 번째 태아는 유산 또는 사산

(6) 지혈의 3단계

| 국소적 혈관 수축 | • 손상된 부위 주변의 혈관 수축<br>• 혈관 수축 물질의 분비로 손상된 혈관 수축 |
|---|---|
| 혈소판 부착 | • 혈소판이 혈관벽에 부착<br>• 혈관벽에 혈소판이 응집, 출혈을 막음 |
| 응고기전에 의한 혈액응고 | • 혈소판에서 트롬보플라스틴 유리<br>• 트롬보플라스틴에 의해 프로트롬빈이 트롬빈으로<br>• 트롬빈에 의해 피브리노겐이 피브린으로<br>• 피브린과 혈구가 엉켜서 혈병 형성 |

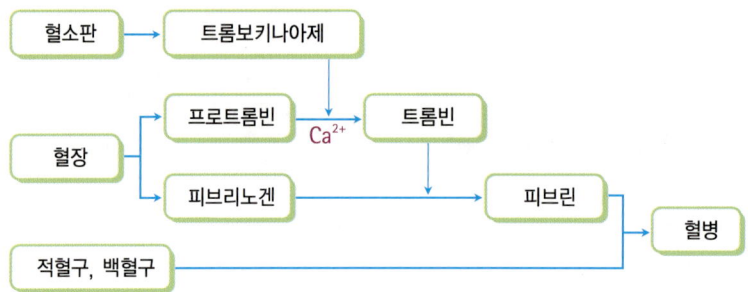

【 응고기전에 의한 혈액응고 】

 **혈액응고 방지**

• 저온 보관 : 트롬보키나제 (효소) 활성을 억제
• 옥살산나트륨, 시트르산나트륨 첨가 : 칼슘이온 제거
• 헤파린, 히루딘 첨가 : 트롬빈 억제
• 막대로 저어주기 : 피브린 제거
• 혈액응고인자

| 인자 | 명칭 | 비타민 K 의존 | 혈장 내 유무 |
|---|---|---|---|
| I | Fibrinogen | | |
| II | Prothrombin | | |
| III | Tissue factor | | |
| IV | Calcium | O | O |
| V | Proaccelarin | | |
| VII | SPCA | O | |
| VIII | AFH | | O |
| IX | PTC | O | |
| X | Stuart factor | O | O |
| XI | PTA | | O |
| XII | Haheman factor | O | |
| XIII | Fibiri-stabilizing factor | O | |

## 9 면역

(1) 외부에서 침입한 이물질에 대한 저항
(2) 항원 : 개체에 면역반응을 일으킨 원인물질(세균, 바이러스 등)
(3) 항체 : 체내에 들어온 항원과 결합하여 항원 항체반응을 일으킴.
(4) T 림프구, B 림프구

| 분류 | T 림프구 | B 림프구 |
| --- | --- | --- |
| 생성 | 적색골수 ※ 가슴샘에서 분화 | 적색골수 |
| 종류 | Helper T-cell, Cytotoxin T-cell, Suppressor T-cell | Plasma cell, Memory B-cell |
| 기능 | • 세포성 면역<br>• lymphokine에 의한 활성 | • 체액성 면역<br>• Ig (항체)에 의한 면역 |

(5) Ig (항체) : 체액성 면역을 주관

| 종류 | 특징 |
| --- | --- |
| IgG | • 가장 많음<br>• 태반 통과(태아 보호)<br>• 2차 면역반응<br>• 세균, 바이러스에 작용 |
| IgA | • 타액이나 기관지 점막의 상피세포에서 분비<br>• 점막을 통한 감염 예방<br>• 세균, 바이러스에 작용 |
| IgM | • 1차 면역반응<br>• 감염 초기에 방출 |
| IgD | • B-cell에 의한 항원 인식 기능 |
| IgE | • 호염구와 비만세포에서 분비<br>• 천식 및 알러지 등의 과민성 반응 |

## 10 혈류 역학

(1) 혈류
　① 혈류 형태 : 축류, 와류
　② 혈류량 : 혈관 구경의 4제곱에 비례
　③ 혈류 저항 : 세동맥 > 모세혈관 > 대동맥 > 세정맥
　④ 혈류 속도 : 0.25m/sec
　⑤ 맥류 속도 : 7~8m/sec
　⑥ 안정 시 혈류량 분포 : **뼈대근육**(25%), 콩팥(25%), 배내장(15%), 간(10%), 뇌(8%), 관상혈관(4%), 기타(13%)

(2) 혈압
　① 혈액이 혈관에 미치는 힘
　② 혈압 : 120mmHg(수축기), 80mmHg(이완기)
　③ 맥압 : 최고 혈압 – 최저 혈압
　④ 혈압 조절
　　＊신경성 조절 : 신속하고 강력함, 심장의 촉진·억제(교감·부교감), 숨뇌는 심장 조절과 혈관운동 조절의 중추
　　＊액성 조절 : 콩팥(레닌을 분비하여 혈관 수축, 혈압 상승), 부신겉질호르몬

## 2 심장

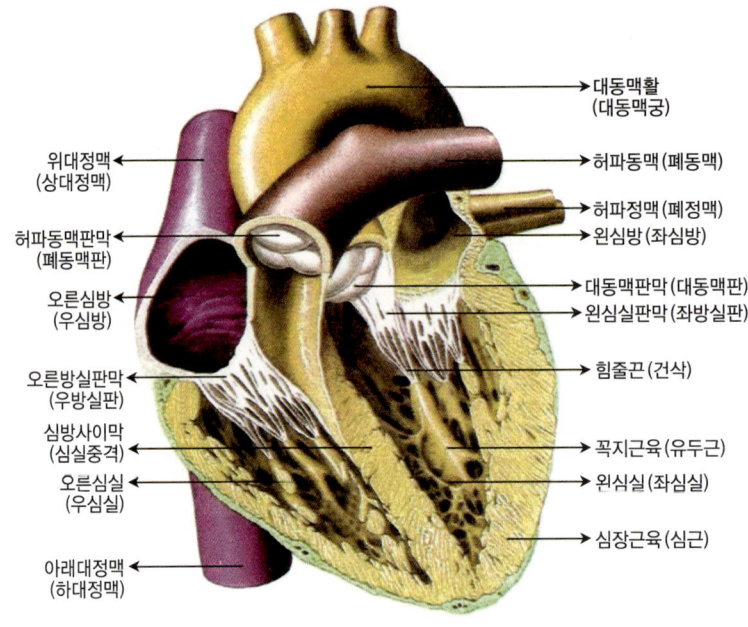

【 심장 내강의 구조 】

### 1 특징
(1) 가슴세로칸(종격) 내 장기
(2) 가로막위 3~6번째 갈비뼈연골(늑연골) 사이에 위치
(3) 2/3가 왼쪽으로 치우쳐져 있음.
(4) 심장 주기 : 0.8초

\* 심방 수축기(0.11초), 심실 수축기(0.27초), 심실 확장기(0.42초)

(5) 심장 조절의 중추 : 연수
(6) 심장 양육혈관 : 심장동맥(심실이완 시 혈액 유입)
(7) 판막 : 역류 방지
   \* 오른심방심실판막(삼첨판) : 오른방실구멍(우방실구)
   \* 왼심방심실판막(이첨판 ; 승모판) : 왼심방실구멍(좌방실구)
   \* 반달판막(반월판) : 허파동맥판막(폐동맥판), 대동맥판막(대동맥판)
(8) Starling의 심장법칙 : 심장이 뿜어내는 혈액의 양은 심근섬유의 콩팥 정도에 따라 결정
(9) 흥분전도계
   ① 동굴심방결절(동방결절 ; S-Anode) : 자극의 시작점, pacemaker
   ② 방실결절(A-Vnode) : 활동전압이 가장 느린 곳, 기능장애가 많음.
   ③ 방실다발(방실속 ; A-Vbundle)
   ④ 왼·오른가지
   ⑤ 푸르키니에 섬유 → 심실근 수축 → 심실 수축

## 2 심낭

- 심장을 싸고 있는 주머니

| 섬유심장막 | 심낭의 겉부분 |
|---|---|
| 벽쪽심장막 | 속면을 덮고 있는 막 |

- 심낭강 : 두 막 사이의 간격, 심낭액이 들어 있어 심장운동 시 마찰을 경감시킴.

## 3 외형

(1) 심장바닥(심저) : 위끝, 큰 혈관들의 출입부
(2) 심장끝(심첨) : 아래끝, 왼심실에 해당
(3) 방실사이고랑(관상구) : 외부에서 심방과 심실의 경계

## 4 구조

(1) 심방(윗부분), 심실(아랫 부분)
(2) 심방사이막, 심실사이막에 의해 좌우로 나뉨.
   ① 오른심방 : 위대정맥, 아래대정맥, 심장정맥이 들어감.
   ② 왼심방 : 허파정맥이 들어감.
   ③ 오른심실 : 허파동맥이 나옴.
   ④ 왼심실 : 대동맥이 나옴.
(3) 심장의 벽 : 심장속막, 심장근육층, 심장바깥막
   - 왼심실의 벽이 가장 두꺼움.

## 5 판막

(1) 오른심방심실판막 : 오른심방과 오른심실 사이에 위치, 심실에서 심방으로 혈액의 역류를 막음.
(2) 왼심방심실판막 (승모판) : 왼심방과 왼심실 사이에 위치, 심실에서 심방으로 혈액의 역류를 막음.
(3) 반달판막 : 허파동맥과 대동맥의 시작부에 위치, 동맥에서 심실로 혈액의 역류를 막음.

## 6 심장동맥

(1) 심장에 혈액을 공급하는 동맥
(2) 대동맥의 첫 번째 가지

## 7 심장의 자극전도계

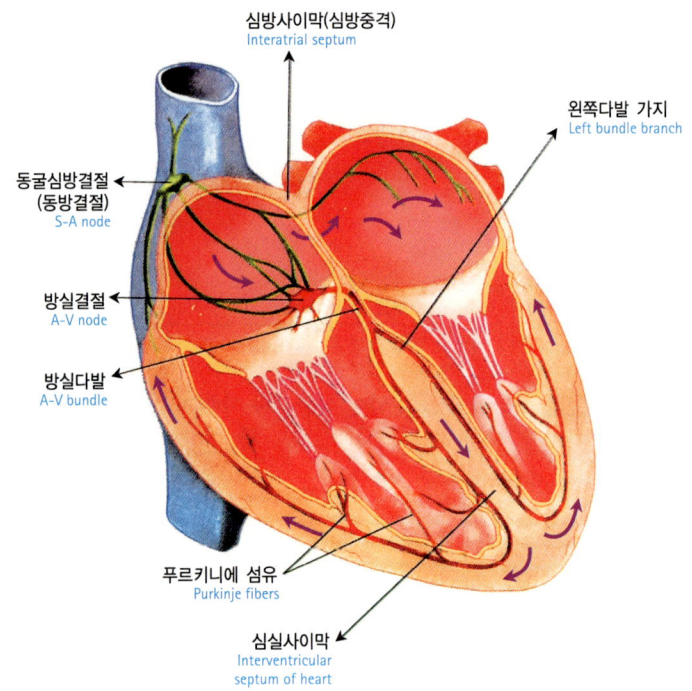

(1) 개요
 ① 변형된 심근 조직
 ② 자극의 생성과 전도 기능

(2) 동굴심방(동방)결절(S-A node)
 ① 위대정맥의 오른심방 유입부(오른심방벽)에 위치
 ② 심장 수축을 일으키는 자극의 근원, pace maker

(3) 방실결절 (A-V node)
 ① 오른심방벽에 위치
 ② 기능장애 발생이 많음.

③ 활동전압의 전도 속도가 느림.
④ 방실 지연 발생
* 심방과 심실의 동시 수축을 막음. 0.2m/sec

(4) 방실다발 (속)
① 방실결절에서 시작된 섬유다발
② 왼·오른쪽으로 나뉘어 가지를 내어 푸르키네 섬유와 연결

(5) 푸르키네 섬유
- 심실 수축

## 8 심장 주기

(1) 0.8초
(2) 심방 수축기 (0.11초), 심실 수축기 (0.27초), 심실 확장기 (0.42초)

## 9 심박출량

- 심장이 1분 동안 박출하는 혈액의 양 (심박수 × 1회 박출량) ≒ 5L
  * 심박수 : 60~80회/분, 1회 박출량 : 70mL

## 10 심장 조절

(1) 심박수 감소 : 아세틸콜린, 부교감신경
(2) 심박수 증가 : 에피네프린, 노르에피네프린, 교감신경
(3) 심장반사

## 11 심전도(EKG)

(1) 심장의 활동전압을 기록한 것
(2) 구분
① P파 : 심방의 탈분극(심방 수축)
② QRS파 : 심실의 탈분극(심실 수축)
③ T파 : 심실의 재분극

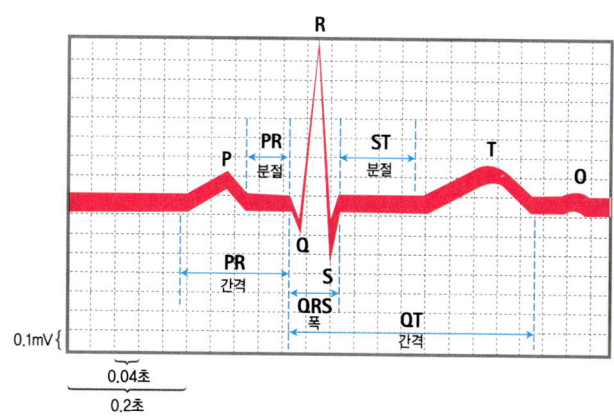

【 심전도의 파형 및 간격 】

| 구간 | 시간 | 현상 |
|---|---|---|
| PR 간격 | 0.18 | 심방탈분극, AVnode를 통한 전도 |
| QRS 간격 | 0.08 | 심실탈분극 |
| QT 간격 | 0.40 | 심실탈분극 + 심실재분극 |
| ST 간격 | 0.32 | 심실재분극 |

## 12 심장반사

| 베인브리지 반사(Bainbridge reflex) | 심장, 대정맥 압력 상승 시 심박수 증가 |
|---|---|
| 대동맥 신경반사, 목동맥팽대(경동맥동) 신경반사 | 혈압을 감지, 혈압 상승 시 심박수 감소 |
| 목동맥 소체반사 | 혈액 속 $CO_2$ 농도 증가 시 심박수 증가 |
| 감각 자극반사 | 심한 통각 자극 시 심박수 증가 |
| 호흡반사 | 흡식(심박수 증가), 호식(심박수 감소) |
| 아쉬너 반사(Aschner's reflex) | 안구 압박 시 심박수 감소 |
| 골즈 반사(Golz's reflex) | 내장신경의 흥분 시 심박수 감소 |

## 13 심음

(1) 심장의 판막이 닫히는 소리

| 제 1 심음 | • 길고 저음<br>• 방실판막이 닫힐 때 들림 |
|---|---|
| 제 2 심음 | • 짧고 고음<br>• 반달판막이 닫힐 때 들림 |
| 제 3 심음 | • 제 2 심음 이후 심실 확장기 음<br>• 어린이, 젊은 사람에서 들림 |
| 제 4 심음 | • 심방음<br>• 잘 들리지 않음 |

# 3 혈관과 순환

## 1 동맥

(1) 심장에서 조직으로 나가는 혈액을 운반하는 혈관
(2) 바깥막(아교섬유와 탄력섬유), 중간막(민무늬근섬유와 탄력섬유), 속막(단층의 내피세포)의 3층 구조
(3) 지름에 따라 대동맥, 동맥, 배꼽(세)동맥으로 구분

### 2 모세혈관

(1) 혈액과 조직 사이의 물질교환이 일어나는 곳
(2) 내피세포로 구성되어 물질교환이 용이함.

### 3 정맥

(1) 조직에서 심장으로 들어오는 혈액을 운반하는 혈관
(2) 정맥판막이 존재
　　＊판막의 기능 : 혈액의 역류를 방지

### 4 문합

– 모세혈관이 되기 전 배꼽(세)동맥과 배꼽(세)정맥의 분지가 연결

### 5 혈액순환

(1) 대순환(체순환)
　　① 신체 전체의 순환
　　② 왼심실 → 동맥 → 모세혈관 → 정맥 → 오른심방

(2) 소순환(허파순환)
　　① 허파에서 가스교환을 위한 국소순환
　　② 오른심실 → 허파동맥 → 허파 → 허파정맥 → 왼심방

(3) 문맥순환
　　① 2회의 모세혈관을 거치는 순환
　　② 간문맥, 시상하부-뇌하수체 문맥계

(4) 태아의 순환
　　① 제대호흡으로 물질순환
　　② 동맥과 정맥을 흐르는 혈액이 성인과 다름.

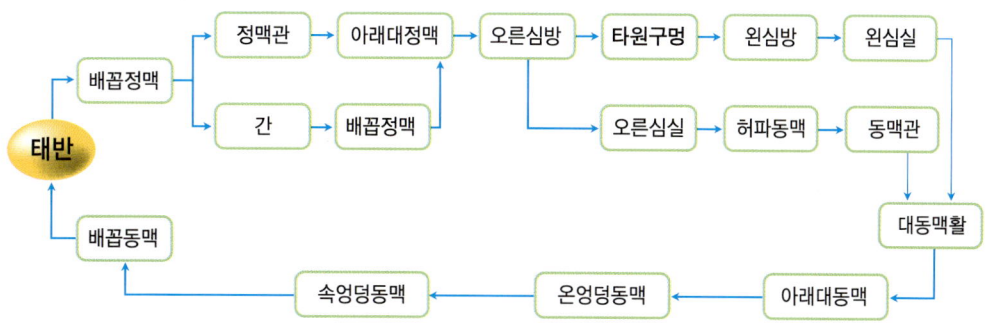

* 출생 앞뒤의 변화

| 출생 앞 | 타원구멍 | 동맥관 | 배꼽동맥 | 배꼽정맥 | 정맥관 |
|---|---|---|---|---|---|
| 출생 뒤 | 타원오목 | 동맥관인대 | 배꼽동맥인대 | 간원인대 | 정맥관인대 |

## 4 동맥

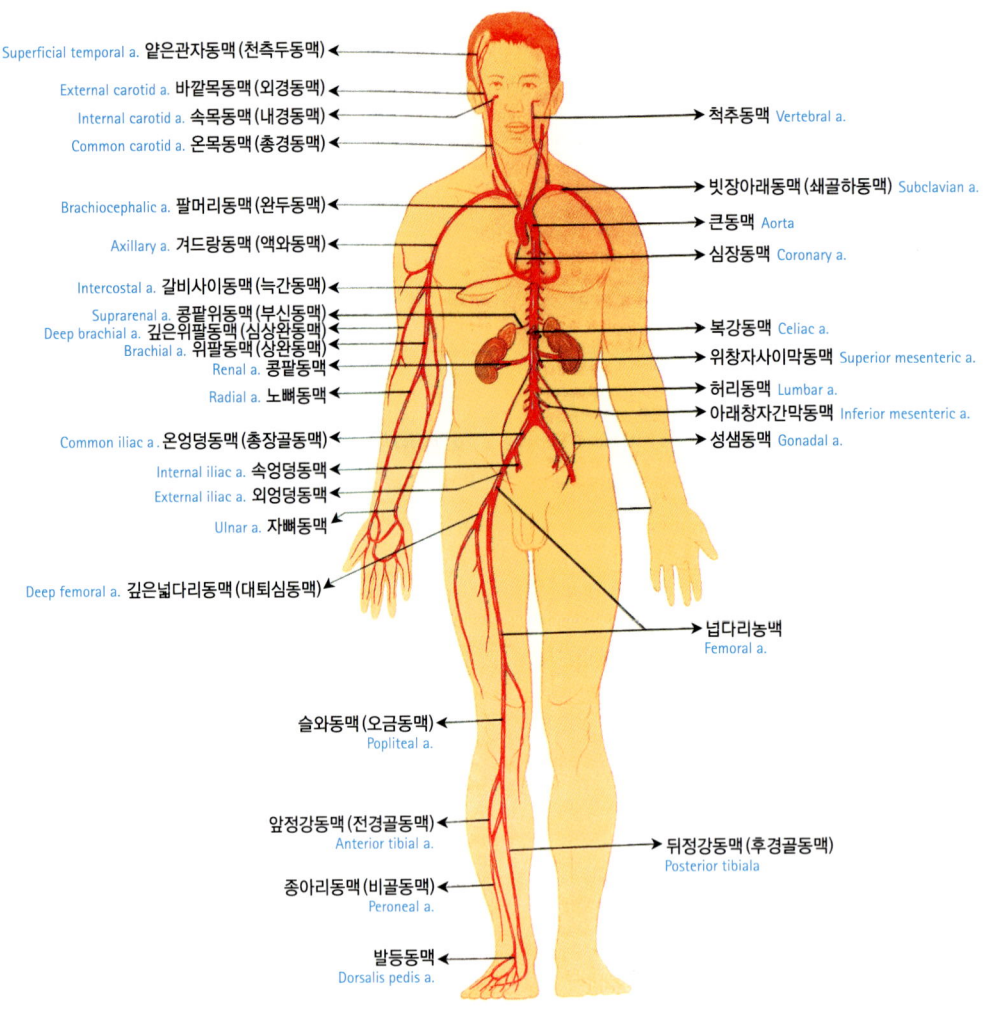

## 1 인체의 동맥

| 대동맥 | 가지 | | 분포 부위, 장기 |
|---|---|---|---|
| 오름대동맥<br>(상행대동맥) → | 왼·오른 심장동맥 | | 심장 |
| 대동맥활 (대동맥궁) → | 팔머리 (완두)동맥 → | 오른오목동맥 | 오른쪽 머리 |
| | | 오른빗장아래동맥 | 오른쪽 팔 |
| | 왼온목동맥 (좌총경동맥) | | 왼쪽 머리 |
| | 왼빗장아래동맥 (좌쇄골하동맥) | | 왼쪽 팔 |
| 아래대동맥 → | | | |
| 가슴대동맥<br>(흉대동맥) → | 기관지동맥 | | 기관지 |
| | 심장바깥막 (심외막동맥) | | 심외막 |
| | 식도동맥 | | 식도 |
| | 세로동맥 | | 세로 |
| | 뒤갈비사이동맥 (후늑간동맥) | | 가슴벽 |
| 배대동맥 (복대동맥) → | 배안동맥<br>(복강동맥) → | 왼위동맥 | 위 |
| | | 지라동맥 | 지라, 위 |
| | | 온 (총)간동맥 | 간, 쓸개, 위, 샘창자 |
| | 가로막동맥 (횡격막동맥) | | 가로막 |
| | 위창자간막동맥 (상장간막동맥) | | 작은창자, 오름잘록창자, 가로잘록창자, 이자 (췌장) 머리 부위 |
| | 콩팥위동맥 (부신동맥) | | 부신 |
| | 콩팥 (신)동맥 | | 콩팥 |
| | 고환, 난소동맥 | | 고환, 난소 |
| | 아래창자간막정맥 (하장간막동맥) | | 내림잘록창자, 구불잘록창자, 곧창자윗부분 |
| | 허리동맥 (요동맥) | | 허리근육, 척수, 척수막 |

* 가슴대동맥 : 가로막 위쪽의 아래동맥
* 배대동맥 : 가로막 아래쪽의 아래동맥

## 2 머리목 부위(두경부)의 동맥

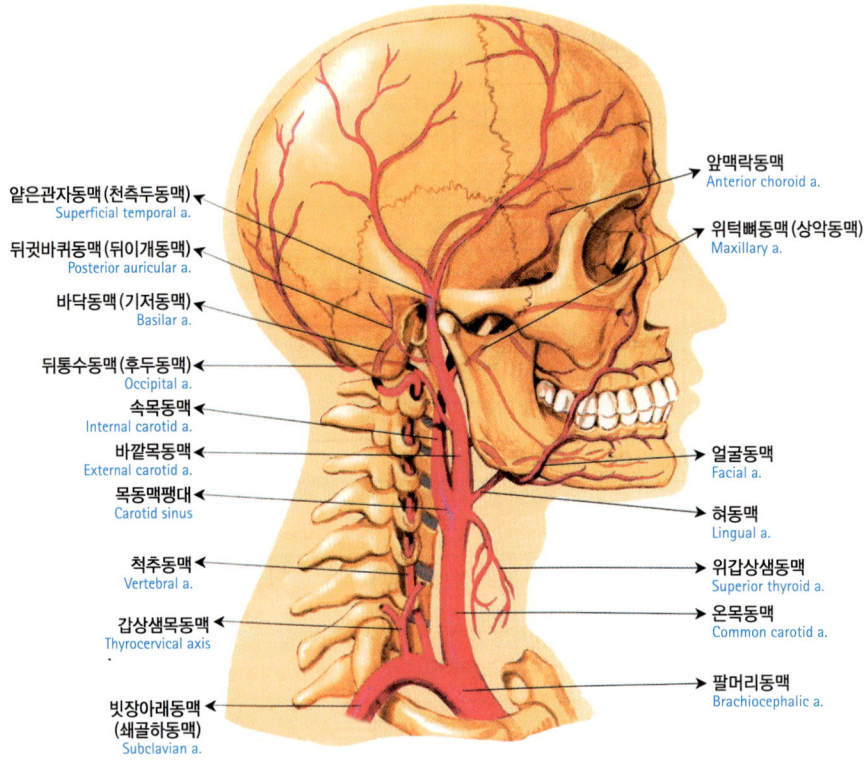

| 왼온목동맥 (좌총경맥), 오른온목동맥 (우총경맥) → | 바깥목동맥 (외경동맥) → | 위갑상샘동맥 | 갑상샘 |
|---|---|---|---|
| | | 혀동맥 | 혀 |
| | | 얼굴동맥 | 얼굴 표층 |
| | | 위턱뼈동맥 | |
| | | 오름(상행)인두동맥, 뒤통수동맥, 뒤귓바퀴동맥 등 | |
| | 속목동맥 (내경동맥) → | 눈동맥 | 안구 |
| | | 앞대뇌동맥 | 대뇌 이마(전두)엽, 마루(두정)엽 안쪽 |
| | | 중대뇌동맥 | 대뇌 이마엽, 마루엽 바깥쪽, 관자(측두)엽 앞 1/3 |
| | | 앞·뒤교통동맥 | |
| 망치뼈동맥 (추골동맥) → | | | |

* 왼·오른 온목동맥은 후두경계부에서 안·바깥목동맥으로 각각 나뉨.

(1) 망치뼈동맥
① 빗장아래동맥에서 잇는 척추의 가로구멍(횡돌기공)을 지나 큰구멍(대공)을 통해 머릿속으로 들어감.
② 뇌바닥(뇌저)동맥 형성, 앞·뒤 척수동맥, 앞·뒤 아래소뇌동맥, 위소뇌동맥, 미로동맥 등으로 분지
③ 대뇌후부, 척수, 뇌간, 소뇌 등에 영양 공급

(2) 대뇌동맥고리 (Willis circle)
① 대뇌 혈류량을 일정하게 유지하기 위한 동맥 연결고리
② 뇌바닥, 터어키안 주변에 위치
③ 앞대뇌동맥, 중간대뇌동맥, 뒤대뇌동맥, 앞교통동맥, 뒤교통동맥으로 구성

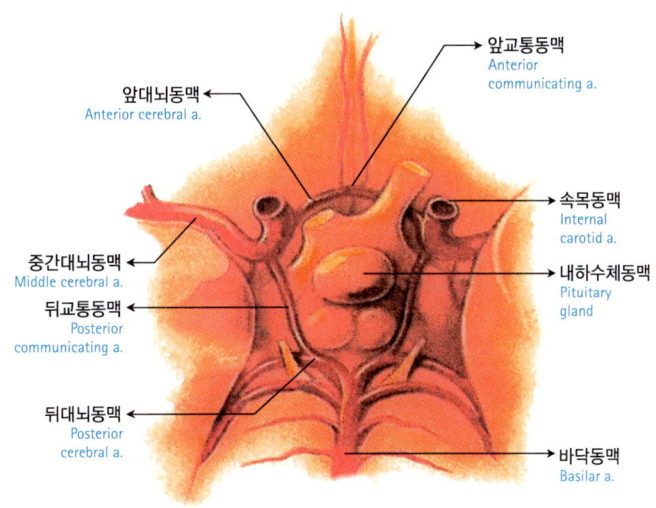

### 3 팔의 동맥

(1) 오른빗장아래동맥 : 팔머리동맥의 분지

| 오른빗장아래동맥 →<br>왼빗장아래동맥 → | 겨드랑동맥 → | 위팔동맥 → | 노동맥 | 노뼈를 따라서 주행, 맥박 촉지 |
|---|---|---|---|---|
| | | | 자동맥 | 자뼈를 따라서 주행, 아래팔의 대부분에 혈액 공급 |

(2) 왼빗장아래동맥 : 대동맥활에서 분지
(3) 겨드랑동맥 : 빗장밑동맥의 연속, 어깨밑동맥, 가쪽가슴동맥 등으로 분지
(4) 위팔동맥 : 겨드랑동맥의 연속, 혈압 측정 동맥

## 4 다리의 동맥

| 온엉덩동맥 (총장골동맥) → | 속엉덩동맥 (내장골동맥) → | | 엉덩허리동맥 (장요동맥) | 엉덩뼈와 등의 근육 |
|---|---|---|---|---|
| | | | 위·아래둔부동맥 (상·하둔동맥) | 볼기 부위(둔부)와 골반의 근육 |
| | | | 속음부동맥 | 소화관의 먼쪽, 외생식기, 엉덩관절 |
| | | | 위·아래방광동맥 | 방광 |
| | | | 중간곧창자동맥 | 곧창자 |
| | | | 자궁동맥 | 자궁 |
| | 바깥엉덩동맥 (외장골동맥) → | 넙다리동맥 (대퇴동맥) → | 엉치엉덩동맥 | 서혜부 림프절 |
| | | | 배림내장동맥 | 아래배벽 피부 |
| | | | 얕은·깊은바깥음부동맥 | 아래배벽과 외생식기 피부 |
| | | | 깊은넙다리동맥 | 엉덩관절, 넙다리근육 |
| | | | 깊은무릎동맥 | 대퇴근육, 무릎관절 |

(1) 배대동맥이 골반 입구에서 갈라져 온엉덩동맥을 형성, 온엉덩동맥은 속엉덩동맥과 바깥엉덩동맥으로 분지

(2) 속엉덩동맥 : 골반의 근육과 장기, 볼기 부위의 근육, 외생식기에 분포

(3) 바깥엉덩동맥 : 주로 다리에 분포

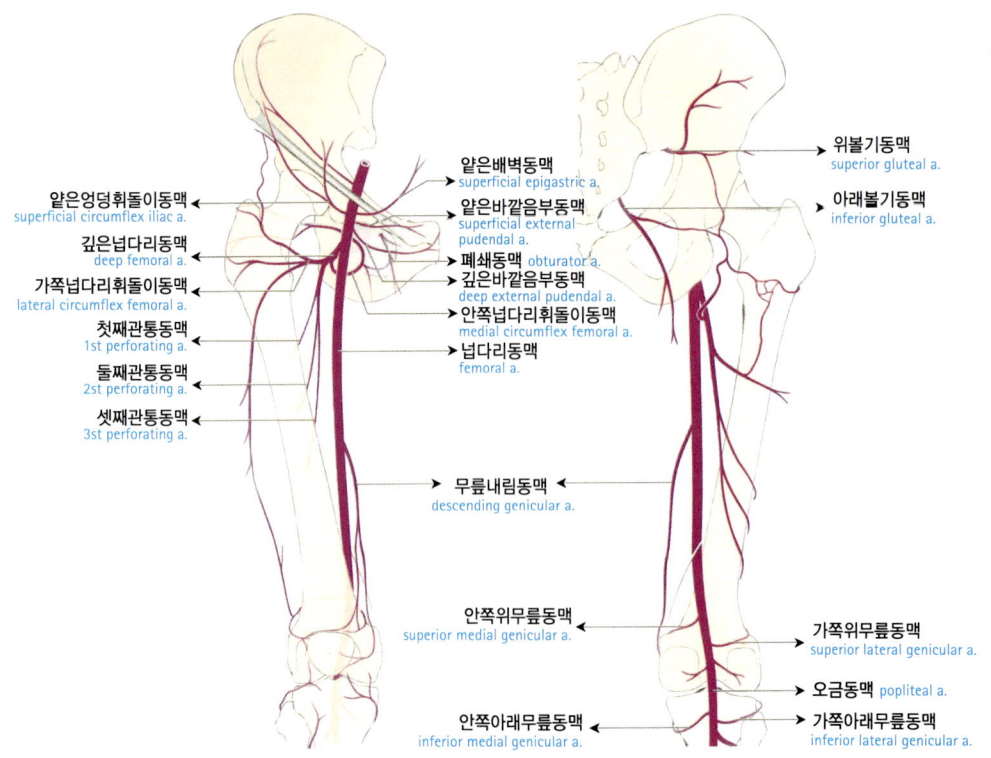

【 넙다리동맥과 그 가지 】

## 5 정맥

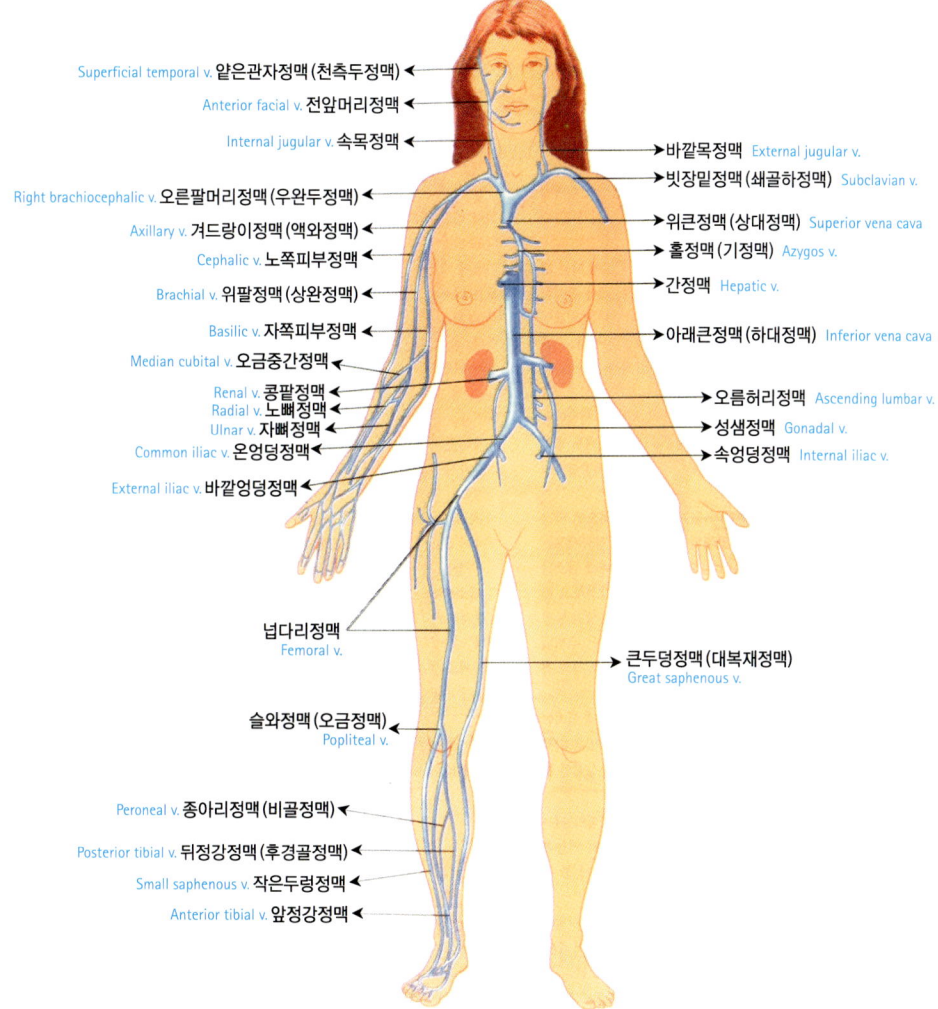

## 1 위(상)대정맥

- 팔, 머리목 부위, 뇌바닥계로부터의 혈액을 오른심방으로 이동

| 왼빗장아래정맥 → | 왼팔머리정맥 → | 위대정맥 |
|---|---|---|
| 왼속목정맥 → | | |
| 오른속목정맥 → | 오른팔머리정맥 → | |
| 오른빗장아래정맥 → | | |

## 2 아래대정맥

(1) 왼·오른 온엉덩정맥이 합쳐져서 형성
(2) 다리와 비뇨생식기계, 문맥계로부터의 혈액을 오른심방으로 이동
(3) 인체 최대의 정맥
(4) 척주의 오른쪽으로 상행

## 3 머리목 부위 정맥

(1) 경질막정맥굴
   ① 머리안(두개강) 속 정맥혈을 속목정맥으로 보내는 곁(측부)순환로
   ② 위시상정맥굴, 아래시상정맥굴, 곧은정맥굴, 정맥굴합류, 구불정맥굴, 위·아래 바위정맥굴
(2) 속목정맥과 바깥목정맥이 온목정맥을 이루지 않고 빗장밑정맥으로 유입

## 4 팔의 정맥

(1) 심부정맥 : 같은 이름을 가진 동맥들을 따라 주행

| 자, 노정맥 → | 위팔정맥 → | 겨드랑정맥 → | 빗장(밑)아래정맥 → | 팔머리정맥 |
|---|---|---|---|---|

(2) 천부정맥

| 노쪽피부(요측피)정맥 | • 팔의 옆면을 따라 손으로부터 어깨까지 주행<br>• 겨드랑정맥으로 연결 |
|---|---|
| 자쪽피부(척측피)정맥 | • 손등에서 자뼈를 따라 위팔정맥으로 연결 |
| 팔오금중간(주정중피)정맥 | • Cubital fossa에서 노쪽피부정맥과 자쪽피부정맥이 만나서 형성<br>• 정맥주사 부위 |

## 5 가슴벽과 배벽의 정맥

(1) 팔머리정맥과 홀(기)정맥의 가지들이 배벽과 가슴벽에 분포
(2) 홀(기)정맥은 등쪽 배벽에서 척주의 오른쪽 종격을 통과하여 위대정맥으로 유입
   * 아래대정맥의 곁순환로, 위대정맥으로 유입
   * 왼쪽-반홀정맥, 오른쪽-홀정맥
   * 배벽과 가슴벽의 대부분의 근육조직에 분포

### 6 복부장기의 정맥

- 위, 장, 이자, 지라의 모세혈관으로부터 시작되는 간문맥이 존재
  (1) 간문맥 : 소화관에서 흡수된 물질을 운반하는 경로
  (2) 왼·오른 위정맥 : 위로부터 오는 정맥, 직접 문맥으로 유입
  (3) 위창자간막정맥 : 작은창자, 오름잘룩창자, 가로잘룩창자으로부터 오는 정맥
  (4) 지라정맥 : 지라, 이자 위의 일부에서 오는 정맥
  (5) 아래창자간막정맥 : 지라정맥의 가장 큰 가지, 내림잘룩창자, 구불잘룩창자, 곧창자로부터 오는 정맥
  (6) 위창자간막정맥, 지라정맥, 아래창자간막정맥 (하장간막정맥)은 합류되어 문맥 형성
  (7) 간으로 유입되는 혈액의 80%는 간문맥계를 통해 유입, 산소는 부족하나 영양분이 풍부함.
  (8) 간문맥계를 거치면서 혈당량 조절, 해독작용 등을 거쳐 간정맥으로, 아래대정맥으로 유입

### 7 다리의 정맥

(1) 깊은 (심부)정맥 : 같은 이름을 가진 동맥들을 따라 주행
(2) 얕은 (천)정맥

# 6 림프

### 1 림프

(1) 조직액에서 스며나온 혈액의 삼출물
(2) 혈장과 비슷하나 단백질 농도가 낮음.
(3) 적혈구와 혈소판이 없음.

*기능 : 혈액 삼출물의 회수, 지용성 성분의 이동, 신체 방어작용

### 2 림프관

(1) 모세림프관 → 림프관 → 림프절 → 림프간 → 집합관
(2) 기능

| | |
|---|---|
| 모세림프관 | • 끝이 막혀있는 미세관<br>• 세포 사이 공간에 분포<br>• 모세혈관벽과 유사 (한층의 편평상피세포로 구성) |
| 림프관 | • 정맥벽과 유사 (속막, 중간막, 바깥막으로 구성)<br>• 판막이 있어 역류 방지<br>• 림프절로 유입 |
| 림프간 | • 림프절을 나온 림프관이 합쳐져서 형성<br>• 분포하는 위치에 따른 명칭 |

| 집합관 | • 가슴관, 오른림프관이 있음<br>※ 가슴관<br>• 오른림프관보다 크고 긴 관(40cm)<br>• 배에서 시작하여 가로막을 뚫고 대동맥 옆에서 상행하여 척주앞에 위치, 종격을 통과하여 왼빗장밑정맥으로 유입<br>※ 오른림프관<br>• 오른목림프관, 오른빗장밑림프관, 오른기관지종격림프관이 만나는 오른쪽가슴에서 시작, 오른빗장밑정맥으로 유입 |

### 3 림프절

(1) 림프관의 경로를 따라 위치
(2) 크기와 모양이 다양함(대체로 2.5cm 이하 강낭콩 모양).
(3) 구조

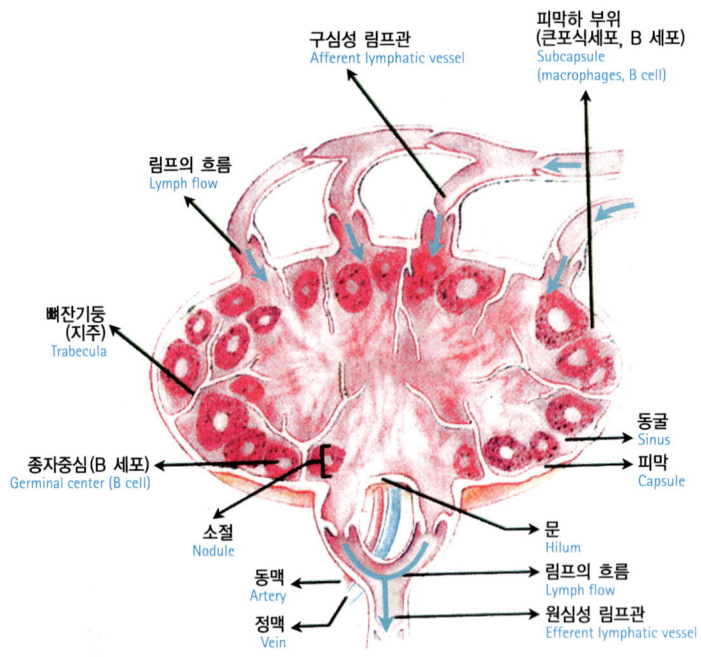

| 피막 | • 결합조직 피막이 림프절을 감싸고 있음<br>• 피막은 림프절 내부로 들어가 구역을 나눔(림프소절) |
| --- | --- |
| 림프소절 | • 림프절의 구조적 단위<br>• 중심에는 활발하게 분열하는 림프구와 대식세포 집단이 있음 |
| 림프굴 | • 림프가 림프절을 통과하는 통로 |
| 문 | • 림프절의 움푹 파인 부분<br>• 혈관과 신경이 연결 |

④ 기능
   a. 림프가 혈류로 돌아가기 전 해로운 물질 걸러냄.
   b. 면역 감시
   c. 림프구 생산

## 4 림프순환

- 정맥과 유사
  * 정맥처럼 비교적 낮은 정수압 하에 있음. 뼈대근육(골격근)의 수축과 호흡작용에 의한 압력의 변화, 그리고 림프관 벽의 민무늬근육 수축의 도움을 받아 순환

## 5 지라 (비장)

(1) 최대의 림프기관
(2) 배안의 왼쪽 윗부분, 가로막 아랫부분, 위의 뒤쪽면에 위치
(3) 큰 림프절과 비슷한 모양, 주먹 정도 크기, 버섯의 삿갓모양의 기관
(4) 결합조직으로 쌓여 있고, 일부가 내부로 들어가 구역으로 작은 구역 (소엽)으로 나눔.
(5) 소엽은 적색속질과, 백색속질로 구성
   * 적색속질 : 모세혈관 투과성이 높고 적혈구가 많아 붉은 색을 나타냄. 수명이 다한 적혈구를 파괴
   * 백색속질 : 림프소절과 비슷하며, 림프구를 함유
(6) 기능
   ① 림프구 및 단핵구, 형질세포의 생산
   ② 수명이 다한 적혈구의 파괴
   ③ 혈액의 저장소
   ④ 자가수혈 기능

## 6 가슴샘 (흉선)

(1) 가슴뼈의 뒷면에 위치
(2) 사춘기 (30g) 이후 퇴화
(3) 구역으로 구분되며, Hassall 소체가 있음.
(4) 기능
   ① T 림프구 성숙
   ② 다른 림프관의 발달을 유도

## 7 편도

(1) 입안과 인두의 경계에서 발달한 림프소절 집단
(2) 목구멍편도, 혀편도, 인두편도가 있음.

# MEMO

# Chapter 8

# 소화기계

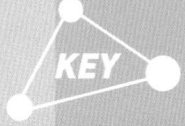

- 뼈와 살로 이루어져 있는 사람은 인체를 구성하고 유지하기 위해 몸을 구성하는 물질과 에너지를 생산하는 작업이 무엇보다도 중요합니다. 정상적인 신체를 구성하고 에너지를 만들어내기 위해서는 신체는 반드시 외부의 물질을 섭취해야 합니다. 외부의 물질을 섭취해서 흡수하는 대표적인 과정이 소화입니다.

- 이번 챕터에서는 소화기계의 전체적인 구성과 구조를 먼저 알아보고 소화기계의 시작인 입안과 입안에서 식도로 이어지는 인두, 인두에서 연결된 식도, 음식을 저장하고 단백질 소화기능을 가지는 위, 소화된 음식물을 흡수하는 작은창자와 변을 만들고 배출하는 기능을 하는 큰창자까지 순서대로 공부하겠습니다.

## 꼭! 알 아 두 기

1. 소화기계의 구성요소
2. 소화관 벽의 구조
3. 타액의 특징과 기능
4. 위의 구조
5. 위액의 구성 성분과 기능
6. 작은창자액의 구성 성분과 기능
7. 융모를 양분의 흡수경로
8. 큰창자의 기능
9. 간의 기능

# CHAPTER 08 소화기계(Digestive system)

## 1 소화기계 개요

### 1 소화의 정의
- 음식물을 기계적, 화학적으로 분해하여 세포막으로 흡수될 수 있는 상태로 만듦.
    (1) 기계적 소화 : 음식물의 화학적 조성의 변화 없이 더 작은 조각으로 부수는 것
    (2) 화학적 소화 : 음식물을 더 단순한 화학적 구조로 분해하는 것

### 2 구성
(1) 소화관 : 입안, 인두, 식도, 위, 작은창자, 큰창자, 항문
(2) 부속기관 : 침샘, 간, 이자 등

### 3 소화관 벽의 구조
(1) 점막
    ① 상피세포, 결합조직으로 구성
    ② 특정 부위에 주름과 미세돌기가 있어 흡수 면적을 넓힘.
    ③ 점액과 소화효소 분비
    ④ 소화관을 보호
    ⑤ 분비와 흡수기능

(2) 점막밑층
    ① 분비샘, 혈관, 림프관, 신경, 결합조직으로 구성
    ② 혈관을 통해 영양공급을 하며, 흡수된 양분을 운반

(3) 근육층
    ① 소화관의 운동
    ② 두 층의 민무늬근육으로 구성
    ③ 돌림근육(내층), 세로근육(외층)

(4) 장막 또는 장막층
　① 관의 바깥쪽을 덮음.
　② 장액 분비
　③ 배안 내 소화관 운동을 매끄럽게 해줌.

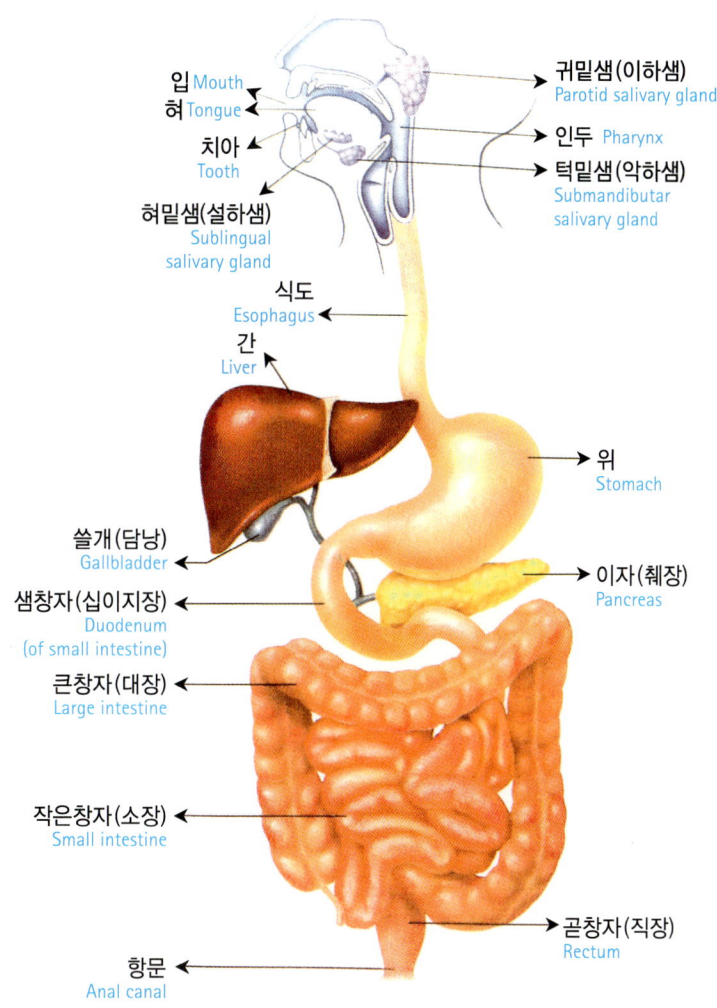

## 2 입안 (구강 ; Oral cavity)

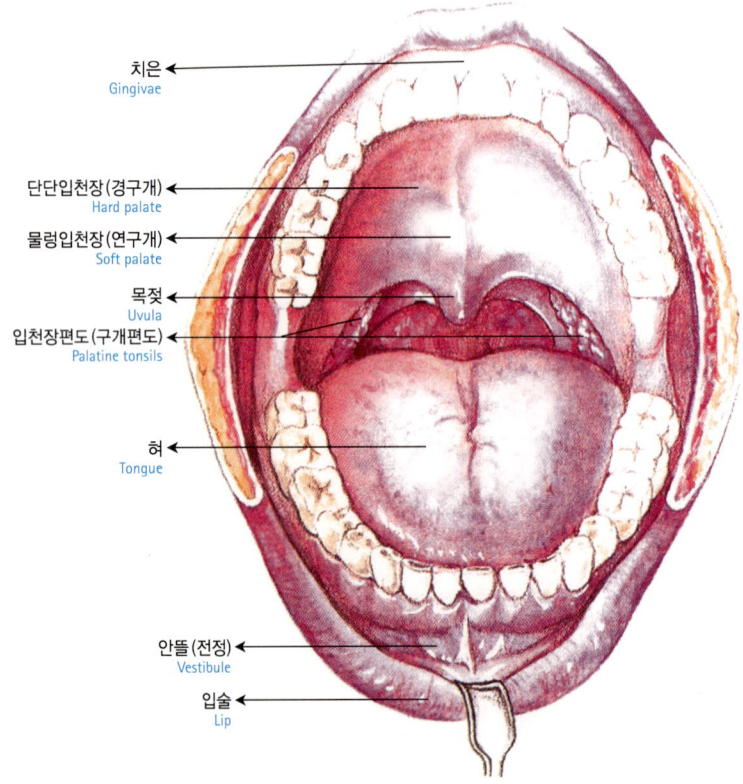

### 1 개요

(1) 소화관의 첫 부분
(2) 음식을 받아들임.
(3) 씹기(저작)작용과 타액을 통한 음식물의 분해
(4) 언어, 감각수용기 기능

### 2 구조

(1) 뺨과 입술
　① 뺨
　　a. 입안의 가쪽벽을 구성
　　b. 피부, 피하지방, 표정근, 씹기근육이 뺨의 바깥층을 구성
　　c. 중층편평상피세포가 뺨의 안쪽을 구성
　② 입술
　　a. 입의 입구를 둘러쌈.

        b. 입둘레근육으로 구성
        c. 감각수용기가 있어 온도와 음식의 질감 느낌
        d. 표면에 많은 혈관이 분포하여 붉은색을 띰.
        e. 입술을 경계로 바깥쪽은 얼굴의 피부, 안쪽은 소화관의 점막
    (2) 혀
        ① 뼈대근육으로 이뤄진 두터운 장기
        ② 입안의 바닥에 위치
        ③ 음식물을 입안에서 인두로 넘겨 보내는 기능
        ④ 표면은 점막으로 덮혀 있음.
        ⑤ 구성 : 혀끝(설첨), 혀몸통(설체), 혀뿌리(설근)
        ⑥ 혀주름띠(설소대) : 입안의 정중선에서 혀의 바닥을 연결
        ⑦ 혀유두(설유두) : 혀끝과 혀몸통에 있는 돌기
        ⑧ 맛봉오리(미뢰) : 맛을 감지, 성곽유두(유곽유두)에 가장 많이 분포
            a. 실유두(사상유두) : 가장 많이 존재
            b. 버섯유두(심상유두) : 붉은색, 약간의 맛봉오리가 존재
            c. 입새유두(엽상유두) : 혀몸통 뒷부분 측면에 위치
            d. 성곽유두(유곽유두) : 많은 맛봉오리가 존재, 미각감지
        ⑨ 혀편도(설편도) : 혀 뒤쪽의 림프조직
    (3) 입천장(구개)
        ① 입안의 천정을 형성
        ② 단단입천장 : 입천장의 앞부분, 위턱뼈 입천장돌기와 입천장뼈로 구성
        ③ 물렁입천장 : 입천장의 뒷부분, 근육성 아치를 이루며, 뒤로 확장되어 목젖 형성
        ④ 입천장편도 : 혀근육 양쪽 가장자리에 위치
    (4) 치아
        ① 신체에서 가장 단단한 구조
        ② 위턱뼈와 아래턱뼈의 치아돌기에서 발생
        ③ 구조
            a. 치아머리(치관) : 잇몸 위로 나와있는 부분
            b. 치아뿌리(치근) : 턱의 이틀돌기에 박힌 부분
            c. 치아목(치경) : 치아머리와 치아뿌리의 사이
            d. 사기질(에나멜질) : 치아의 가장 가쪽 칼슘염으로 구성, 가장 단단함, 닳거나 손상 후 대체되지 않음.
            e. 상아질 : 사기질 안쪽에 존재, 살이있는 세포조직으로 구성, 뼈성분과 비슷함. 치아 중앙의 공간
                (치수강)을 둘러쌈.
            f. 치아속질(치수) : 혈관, 신경, 결합조직의 복합체
            g. 치아뿌리관(치조관) : 치아뿌리의 관, 혈관과 신경의 통로

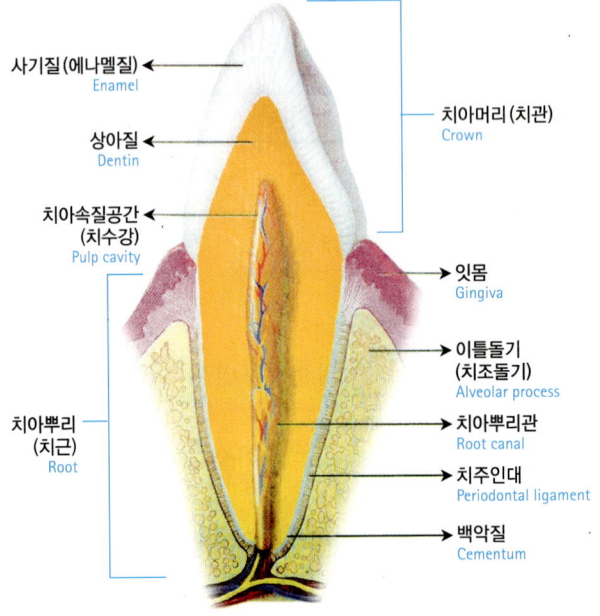

④ 젖니 (유치)

    a. 생후 6개월 ~ 2, 4세 사이에 나옴.

    b. 젖니의 치아뿌리가 흡수되고 간니가 젖니를 밀어냄.

    c. 각 턱에 10개씩의 젖니가 있음.

⑤ 간니 (영구치)

    a. 만 6세 ~ 20세 전후까지 나옴.

    b. 유치가 빠지고 나오는 치아

    c. 각 턱에 16개씩 간니가 있음.

        * 처음 나오는 간니 : 제1 큰어금니

        * 제3 어금니(사랑니) : 나오는 시기가 일정하지 않음.

(5) 침샘 (타액선)

  ① 침을 분비 (하루 1.5L)

  ② 침분비 중추 : 숨뇌 (연수)

  ③ pH : 6.3 ~ 6.8

  ④ 음식물을 적셔줌.

  ⑤ 탄수화물 소화의 첫 단계

⑥ 음식물을 분해하여 맛을 느끼게 해줌.
⑦ 입안과 치아의 청결 유지
⑧ 장액세포, 점액세포가 존재

* 장액세포 : 아밀라제 등의 소화효소를 분비, 전분을 이당류로 분해
* 점액세포 : 점액을 분비하여 윤활작용을 함.

⑨ 침샘의 종류

| 귀밑샘 (이하선) | • 가장 큰 침샘<br>• 뺨의 피부와 깨물근(교근) 사이, 귀의 앞쪽 아래에 위치<br>• 볼(협)근을 관통하여 위부분 제 2 어금니 맞은편에서 입안과 만남<br>• 아밀라제가 풍부하고 맑은 묽은 액체분비 |
|---|---|
| 턱밑샘 (악하선) | • 턱의 내면, 입안의 바닥에 위치<br>• 대부분의 분비세포가 장액세포<br>• 귀밑샘보다 점도가 높은 액체분비 |
| 혀밑샘 (설하선) | • 혀 아래쪽 입안 바닥에 존재<br>• 대부분 점액세포로 되어 있음<br>• 진하고 끈끈한 침을 분비 |

## 3 인두

### 1 개요

(1) 입안의 뒤에 있는 공간
(2) 식도로 이어짐.
(3) 음식물의 이동 통로(소화 기능은 없음.)

### 2 구분

| 코인두 (비인두) | • 물렁입천장(연구개) 위쪽에 위치<br>• 코안(비강)과 교통하여 호흡 시 공기통로 역할 |
|---|---|
| 입안인두 (구강인두) | • 입안의 뒤쪽에 위치<br>• 물렁입천장 뒤에서 시작하여 코인두와 연결됨<br>• 음식물이 입안에서 아래쪽으로 내려가는 통로, 코안의 공기 이동통로 |
| 후두인두 | • 입안 인두 바로 아래 위치<br>• 후두덮개의 위쪽부터 반지연골까지 이어짐<br>• 식도로 이어지는 통로 |

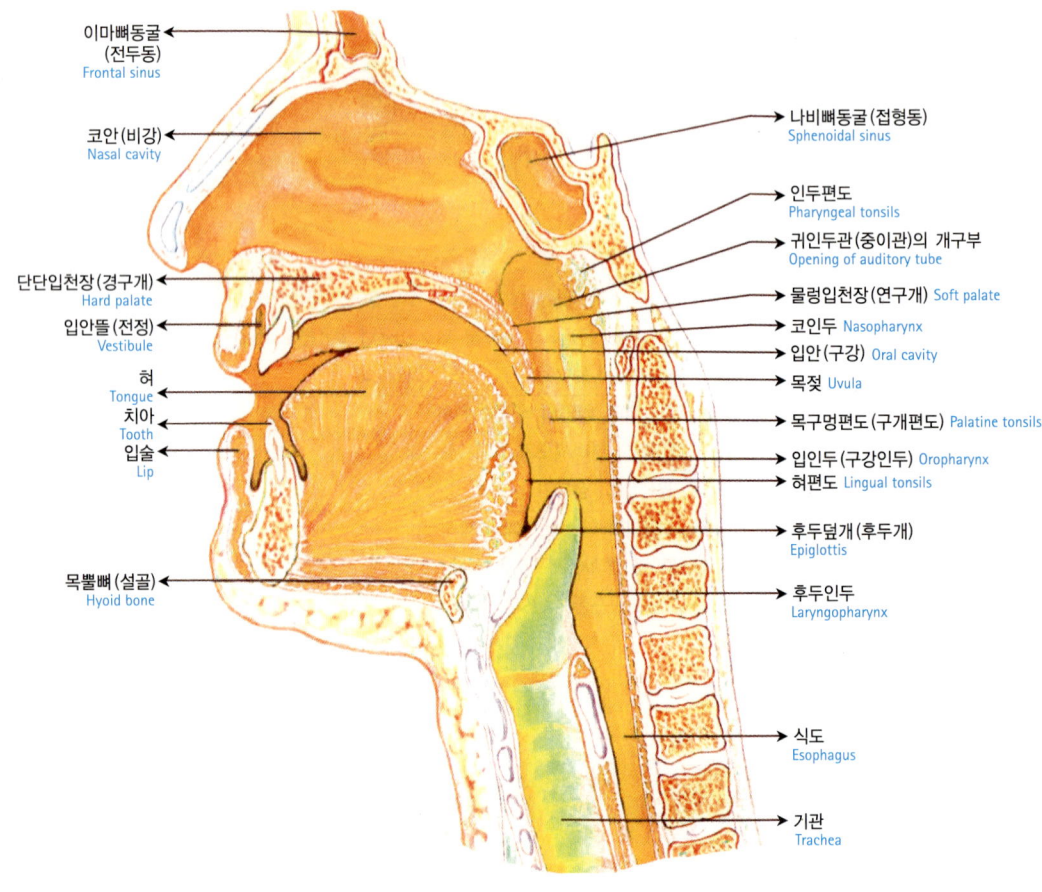

## 4 식도

### 1 개요

(1) 약 25cm의 관
(2) 기관의 뒤에 위치
(3) 가슴안과 세로칸을 통과해 아래로 주행
(4) 식도구멍을 통해 가로막을 뚫고 위와 연결
(5) 가로무늬근육과 민무늬근육이 모두 존재
(6) 식도가 완전히 늘어나지 못해 생기는 협착부가 존재
(7) 들문조임근(분문괄약근) : 위와 식도의 사이에 위치, 음식물의 역류 방지

## 5 위

### 1 개요
(1) 25~30cm의 J자 모양의 주머니
(2) 가로막 아래의 가슴안 왼쪽 위부분에 위치
(3) 용량은 1L (최대 2~3L의 음식물 보관)

### 2 위의 구조

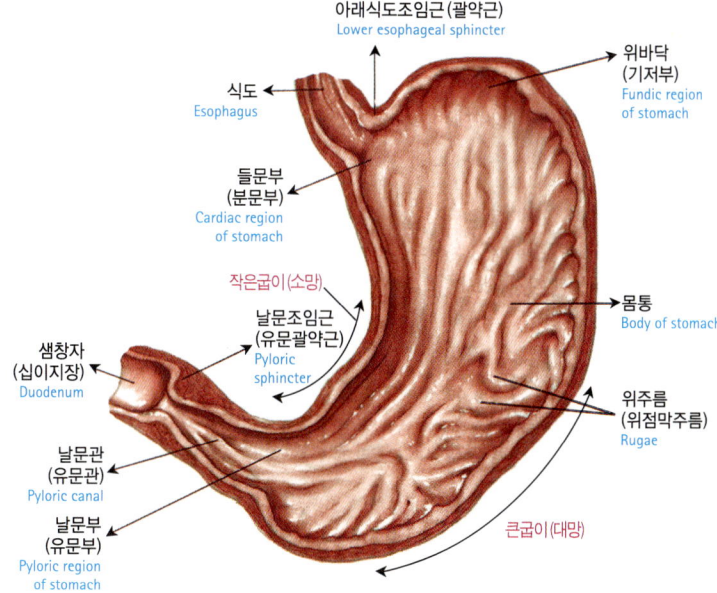

(1) 들문(분문) : 위와 식도의 연결부, 식도가 열리는 곳, 조임근육으로 구성, T11 높이
(2) 위바닥(위저 ; 기저부) : 들문부 위부분의 볼록한 부분, 삼켜진 공기가 존재
(3) 위체(몸통) : 위의 대부분을 차지
(4) 날문(유문) : 샘창자로 연결, 날문조임근이 있어 음식물 배출을 조절

### 3 위벽의 구조
(1) 점막
  ① 위의 표면을 싸고 있음.

② 단층원주상피로 구성 : 점액분비
③ 주름져 있음.
(2) 점막밑조직(점막하조직)
- 혈관과 림프관 존재
(3) 근육층
① 빗근(사근) : 가장 내층
② 돌림근(윤주근) : 빗근과 세로근의 사이에 위치, 근육층이 가장 발달
③ 세로근(종주근) : 가장 가쪽

## 4 위의 기능
(1) 음식물의 저장 기능
(2) 위액을 통한 소화작용, 음식물의 부패 방지
(3) 혼합운동 (분절운동)으로 음식물을 부수고 위액과 섞음.
(4) 수분, 알코올 등의 흡수 기능

## 5 위액
(1) 하루 2~3L 정도의 위액분비
(2) 위점막 표면의 위샘에서 분비
(3) 위샘 구성 세포

| 점액세포 | 위샘의 표면에 존재 |
|---|---|
| 으뜸세포 (주세포) | 소화효소 분비 |
| 부세포 (벽세포) | 염산을 포함한 액체 분비 |

* 위샘의 분비물이 위액을 형성
* 으뜸세포에서 분비되는 펩시노겐이 부세포의 염산에 의해 펩신으로 전환
* 이미 형성된 펩신에 의해 펩시노겐이 펩신으로 전환

(4) 위액의 구성 성분

| 펩시노겐 | 으뜸세포에서 분비 | 펩신의 불활성 형태 |
|---|---|---|
| 펩신 | 펩시노겐의 변형 | 단백질 분해 |
| 염산 | 부세포에서 분비 | 펩시노겐을 펩신으로 전환, 위의 산성($pH_2$) 유지 |
| 점액 | 점액세포에서 분비 | 위 점막에 점성 제공, 위 점막 보호 |
| 내인성인자 | 부세포에서 분비 | Vit. $B_{12}$ 흡수 |

(5) 위액은 $pH_2$의 산성 환경에서 가장 활성이 높음.
(6) 단백질 분해 기능

(7) 위액 분비 단계

| 뇌상 | • 음식을 보고 냄새를 맡거나 음식 상상을 함<br>• 부교감신경 자극으로 위액분비 |
|---|---|
| 위상 | • 위 속의 음식이 위벽을 자극, 가스트린 분비 촉진<br>• 가스트린에 의한 위액분비 |
| 장상 | • 음식이 작은창자로 들어옴. 장가스트린 분비 촉진<br>• 가스트린에 의한 위액분비 |

## 6 위의 운동

| 충만 | • 음식이 위로 들어와 위벽의 민무늬근육이 팽창 |
|---|---|
| 혼합 운동 | • 음식물을 위액과 혼합하여 미즙으로 만드는 과정 |
| 꿈틀(연동) 운동 | • 미즙을 날문부로 보내는 운동 |
| 배출 | • 날문을 통해 미즙이 샘창자로 배출<br>• 샘창자의 pH와 미즙의 양에 따라 조절<br>　※ 배출 촉진 : 샘창자의 pH 상승, 미즙의 양 증가 |
| 구토 | • 위를 비우고자 하는 반사 작용<br>• 위나 작은창자의 자극 또는 팽창에 의해 유발 |

# 6 작은창자(소장)

## 1 개요

(1) 날문조임근부터 큰창자까지의 관 모양의 장기
(2) 사체의 경우 약 6m
　*살아있는 사람의 경우 사체의 절반 길이
(3) 샘창자(십이지장), 빈창자(공장), 돌창자(회장)로 구분
(4) 간과 이자에서 분비되는 소화액이 작은창자로 유입
(5) 소화산물을 흡수하고 큰창자로 잔여물 이동

## 2 작은창자의 구조

(1) 샘창자(십이지장)
　① 길이 25cm, 지름 5cm
　② 뒤배막에 위치
　③ 작은창자 중에서 가장 짧고 고정되어 있는 부분
　④ 오른쪽 콩팥과 위부분 3개 허리뼈 앞을 지나 C자 모양으로 주행

⑤ 담즙과 이자액이 방출되는 장소

(2) 빈창자 (공장)
① 샘창자를 제외한 작은창자의 몸쪽부분 2/5
② 고정되어 있지 않고 배안 내 움직임이 가능

(3) 돌창자 (회장)
① 샘창자를 제외한 작은창자의 먼쪽부분 3/5
② 고정되어 있지 않고 배안 내 움직임이 가능

　*빈창자와 돌창자의 명확한 경계는 없으나, 대체로 빈창자가 돌창자에 비해 지름이 크고, 벽이 두꺼우며, 혈관이 풍부하고 운동성이 큼.

## 3 작은창자벽의 구조

(1) 점막
① 점막 주름이 존재, 융모가 돌출
② 융모는 소화관 내강으로 돌출되어 음식물과 접촉 면적을 넓힘.
③ 융모는 단층원주상피로 덮혀 있고, 모세혈관, 암죽관 (유미관), 신경이 분포
④ 융모 내강에는 미세융모가 존재
⑤ 미세융모의 의해 음식물과 접촉 면적이 더욱 넓어짐.
⑥ 모세혈관과 암죽관 (유미관)을 통해 흡수된 영양분을 운반

(2) 점막밑조직

(3) 근육층

(4) 장막층

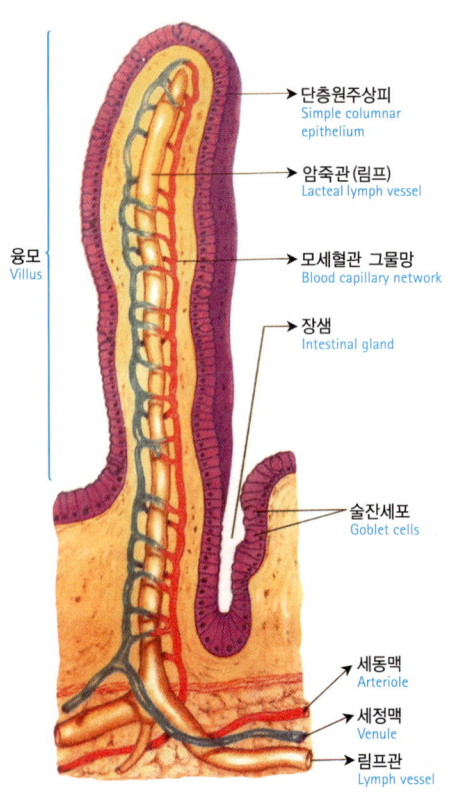

## 4 작은창자의 분비

(1) 작은창자 전체에 걸쳐 점액을 분비하는 술잔세포가 존재
(2) 샘창자 몸쪽부분의 브루너샘(Brunner's gland)은 알칼리성 점액분비
(3) 융모 바닥부분의 장샘은 다량의 묽은 액체분비
    * pH는 6.5~7.5, 소화효소는 거의 없음.
(4) 미세융모의 표면에는 소화효소가 존재

| 펩티다제 | 단백질을 아미노산으로 분해 |
|---|---|
| 수크라제 | 이당류를 단당류로 분해 |
| 말타제 | 이당류를 단당류로 분해 |
| 락타제 | 이당류를 단당류로 분해 |
| 리파제 | 지방을 지방산과 글리세롤로 분해 |

(5) 기계적 자극, 미주신경 자극, 호르몬에 의해 작은창자 분비 조절

## 5 작은창자의 운동

(1) 분절운동(혼합운동)
    ① 작은창자의 여러 분절에서 반지(윤상)근의 수축에 의해 나타나는 운동
    ② 작은창자 내용물을 소화액과 섞어주는 역할
    ③ 부교감신경에 의해 수축강도 증가

(2) 연동운동
    ① 반지(윤상)근과 세로근이 모두 관여
    ② 음식물을 이동시키는 역할
    ③ 호르몬에 의해 연동운동 조절
        * 촉진 : 가스트린, 세로토닌, 인슐린
        * 억제 : 세크레틴, 글루카곤

## 6 작은창자의 흡수

| 단당류 | 촉진 확산, 능동수송 | 모세혈관(혈액) |
|---|---|---|
| 아미노산 | 능동수송 | 모세혈관(혈액) |
| 지방산과 글리세롤 | 확산(지방산), 촉진 확산(글리세롤) | 유미관(림프액) |
| 전해질 | 확산과 능동수송 | 모세혈관(혈액) |
| 수분 | 삼투 | 모세혈관(혈액) |

## 7 큰창자 (대장)

### 1 개요

(1) 길이 약 1.5m, 지름 약 5~6cm
(2) 돌창자(회장)와 막창자(맹장)가 만나는 배안의 오른 아래부분에서 시작
(3) 작은창자에서 이동한 내용물의 수분과 소화액을 재흡수
(4) 대변을 만들고 저장

### 2 큰창자의 구조

– 막창자(맹장), 주름창자(결장), 곧창자(직장)로 구성

| | |
|---|---|
| 막창자 (맹장) | • 큰창자가 시작되는 부분<br>• 돌창자, 막창자 경계부에서 아래로 확장된 주머니 모양<br>• 소화기능이 없고, 림프조직이 풍부함 |
| 주름창자 (결장) | • 오름주름창자, 가로주름창자, 내림주름창자, 구불주름창자로 구분<br>• 오름주름창자 : 뒷배를 따라 막창자에서부터 상행<br>• 가로주름창자 : 오름주름창자의 연장, 왼쪽으로 방향을 바꾸어 지라까지 진행<br>• 내림주름창자 : 가로주름창자의 연장, 지라에서 아래로 방향을 바꾸어 하행<br>• 구불주름창자 : 내림주름창자의 연장, S자 모양의 곡선, 곧창자로 이어짐 |
| 곧창자 (직장) | • 엉치뼈 가까이 위치<br>• 배막에 의해 엉치뼈에 부착<br>• 항문으로 이어짐 |

\* 막창자 부위에서 위로 올라가서(오름주름창자), 왼쪽으로 가로질러(가로주름창자), 골반으로 내려옴(내림주름창자), 끝부분은 항문과 연결(구불주름창자, 곧창자)

### 3 큰창자의 기능

(1) 소화기능이 거의 없음.
(2) 큰창자 내면의 점막에 술잔세포가 많이 분포(큰창자의 분비액은 대부분 점액)
   \* 큰창자벽의 기계적 자극과 부교감신경의 자극으로 점액분비 조절, 점액은 큰창자벽을 마찰로부터 보호
(3) 수분과 전해질의 흡수 기능
   \* 능동수송(전해질), 삼투압(수분)에 의한 흡수
(4) 장내세균총에 의해, 효소에 의해 소화되지 못한 분해를 마무리

### 4 큰창자의 운동

(1) 분절운동(혼합운동)
   – 대변덩어리를 조각으로 나누어 큰창자점막과의 접촉을 크게 함.

(2) 꿈틀 (연동)운동
　　① 큰창자의 꿈틀운동은 하루 2~3회만 발생
　　　　＊큰창자벽을 강하게 수축시키는 집단운동
　　② 집단운동은 위큰창자반사의 결과로 주로 식사 후에 일어남.
　　　　＊장점막의 자극도 집단운동 유발　예　장염

## 8 부속기관, 복막

### 1 간

(1) 개요
　　① 가장 큰 내장기관
　　② 가로막 아래 배안의 오른위부분에 위치
　　③ 부분적으로 갈비뼈에 싸여 있음.
　　④ 적갈색으로 혈액 공급이 풍부함.

(2) 간의 구조

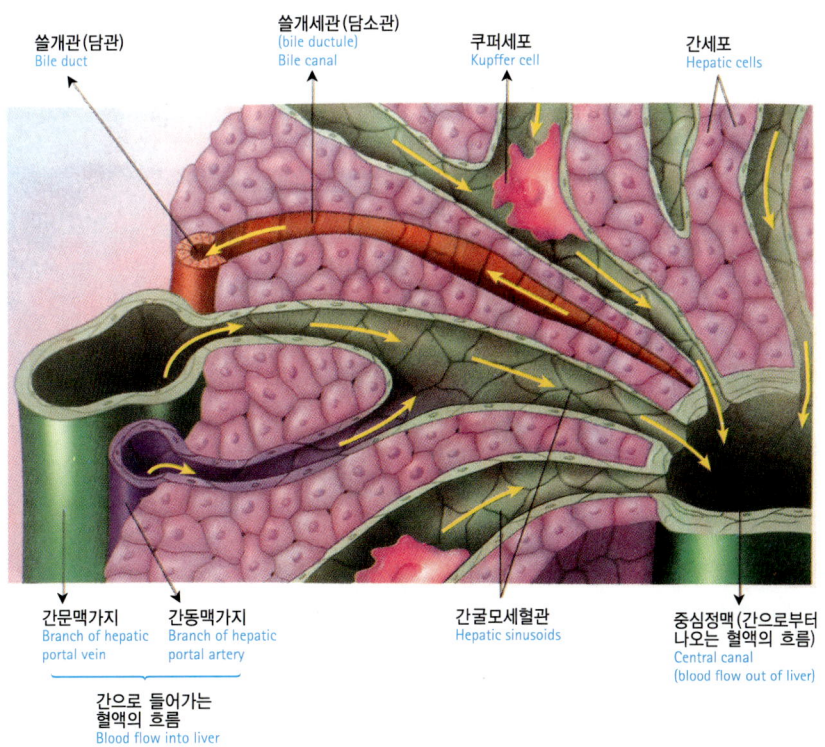

① 섬유성 피막이 간을 둘러싸고 있음.
② 결합조직에 의해 오른간엽과 왼간엽으로 구분
③ 오른간엽이 왼간엽보다 크며, 간의 대부분을 차지
④ 간낫인대 (간겸상인대)는 간을 배벽에 고정
⑤ 간관상인대는 간을 가로막에 고정
⑥ 간소엽 : 간의 기능적 단위
    a. 중심정맥을 중심으로 바깥으로 방사상으로 뻗어 있는 간세포로 구성
    b. 간굴모세혈관에 의해 세포집단이 분리됨.
    c. 간문맥을 통해 들어온 혈액의 영양분과 간동맥으로부터 들어온 산소가 풍부한 혈액이 간굴모세혈관을 통해 간세포에 공급
    d. 간굴모세혈관의 쿠퍼세포가 포식 작용을 통해 작은창자를 통해 들어온 세균을 제거
    e. 간소엽 내에 존재하는 담세관은 간세포로부터 분비액을 받아 간관을 형성

(3) 간의 기능
① 혈당량 조절
② 담즙 생성
③ 해독 작용
④ 요소 생성
⑤ 적혈구 파괴
⑥ 철분과 비타민 저장

(4) 쓸개즙 (담즙)
① 황록색의 액체
② 간세포에서 생성
③ 수분, 쓸개즙염, 쓸개즙색소, 콜레스테롤, 전해질로 구성
    a. 쓸개즙염이 가장 풍부하며, 소화기능을 도움.
    b. 쓸개즙색소는 적혈구의 헤모글로빈이 파괴되어 생성

## 2 쓸개 (담낭)

(1) 조롱박 (서양배) 모양의 주머니
(2) 간 아래면의 함몰된 부분에 위치
(3) 용량은 30~50mL
(4) 속면은 원주상피로 덮혀 있고, 벽은 근육층으로 구성
(5) 간에서 생성된 쓸개즙을 저장, 수분을 흡수하여 쓸개즙을 농축
(6) 작은창자에서 분비되는 콜레시스토키닌 (CCK)에 의해 샘창자로 쓸개즙 분비
(7) 기능
① 쓸개즙염은 지방분자의 유화작용으로 지방의 소화를 도와줌.
② 지용성 비타민의 흡수를 도와줌.

### 3 이자 (췌장)

(1) 개요

　① 무게 70g의 복막뒤장기

　② 내분비 기능 : 인슐린 생성하여 분비

　③ 외분비 기능

　　a. 전해질($Na^+$, $K^+$, $Cl^-$, $HCO^-_3$ 등) 분비 : 샘창자의 pH 조절

　　b. 효소분비

　　　- 프로티아제, 펩티다아제 : 단백질 분해 효소

　　　- 아밀라제 : 탄수화물 분해 효소

　　　- 리파제 : 지방 분해 효소

　　c. 자율신경의 지배 : 교감신경 → 분비↓, 부교감신경 → 분비↑

(2) 이자액

　① 일일 1, 2L 분비

　② pH 8.5

　③ 주성분 : 탄산수소나트륨, 소화효소(트립신, 아밀라제, 리파제)

　④ 분비 : 샘창자

(3) 분비 호르몬

　- 인슐린, 글루카곤, 가스트린

### 4 복막

(1) 개요

　① 2겹의 장막(벽쪽복막, 내장쪽복막)

　② 장막 사이에 복막을 형성하며, 복막액이 차 있음.

(2) 주요 변형물

　① 작은그물막(소망) : 위의 작은굽이(소만)를 싸고 있는 2겹의 복막

　② 큰그물막(대망) : 위의 큰굽이(대만)를 싸고 있는 2겹의 복막

　③ 그물막구멍(망낭공) : 그물막과 복막 안의 교통

　④ 곧창자자궁오목 (직장자궁와 = 더글라스와) : 여자의 곧창자와 자궁 사이의 복막주름

(3) 복막과 장기의 관계

　① 복막뒤장기 : 가슴림프관, 아래대정맥, 배대동맥, 콩팥, 콩팥위샘, 이자, 샘창자

　② 복막속장기 : 위, 빈창자, 돌창자, 막창자꼬리, 가로주름창자, 난소, 지라

## 9 소화와 흡수

### 1 소화의 정의
- 외부에서 체내로 들어온 음식물이 체액에 흡수될 수 있도록 가수분해

### 2 소화의 과정

(1) 탄수화물

| 물질 | 효소 | 분해산물 | | 물질 | 최종 분해산물 |
|---|---|---|---|---|---|
| 탄수화물 | 아밀라제 | (이당류) | | | (단당류) |
| | | 설탕 | → | 수크라제 | 과당, 포도당 |
| | | 엿당 | → | 말타제 | 젖당, 포도당 |
| | | 젖당 | → | 락타제 | 포도당, 포도당 |

(2) 단백질

| 물질 | 효소 | 분해산물 | | 물질 | 최종 분해산물 |
|---|---|---|---|---|---|
| 단백질 | 펩신<br>트립신 | 펩티드<br>아미노산 | → | 펩티다제 | 아미노산 |

(3) 지질

| 물질 | 효소 | 최종 분해산물 |
|---|---|---|
| 지방덩어리 →<br>지방의 유화작용 (담즙염) | 리파제 | 지방산, 글리세롤 |

### 3 주요 소화효소

| | | |
|---|---|---|
| **타액효소** | 아밀라제 | 전분과 글리코겐을 이당류로 분해 |
| **위효소** | 펩신 | 단백질을 펩티드, 아미노산으로 분해 |
| | 리파제 | pH가 낮아 활성도가 낮음 (지방 분해) |
| **이자효소** | 아밀라제 | 전분과 글리코겐을 이당류로 분해 |
| | 리파제 | 지방을 지방산과 글리세롤로 분해 |
| | 트립신 | 단백질을 펩티드, 아미노산으로 분해 |
| **장효소** | 펩티다제 | 펩티드를 아미노산으로 분해 |
| | 수크라제 | 설탕을 포도당과 과당으로 분해 (이당류 → 단당류) |
| | 말타제 | 엿당을 포도당 두 분자로 분해 (이당류 → 단당류) |
| | 락타제 | 젖당을 포도당과 갈락토스로 분해 (이당류 → 단당류) |
| | 리파제 | 지방을 지방산과 글리세롤로 분해 |

### 4 영양분 흡수 경로

(1) **수용성 양분**(단당류, 아미노산, 수용성 비타민, 무기염류 등)
 - 작은창자융모의 모세혈관 → 간문맥 → 간 → 간정맥 → 아래대정맥

(2) **지용성 양분**(지방산, 글리세롤, 지용성 비타민)
 - 작은창자융모의 림프관 → 가슴관 → 왼빗장아래정맥 → 위대정맥

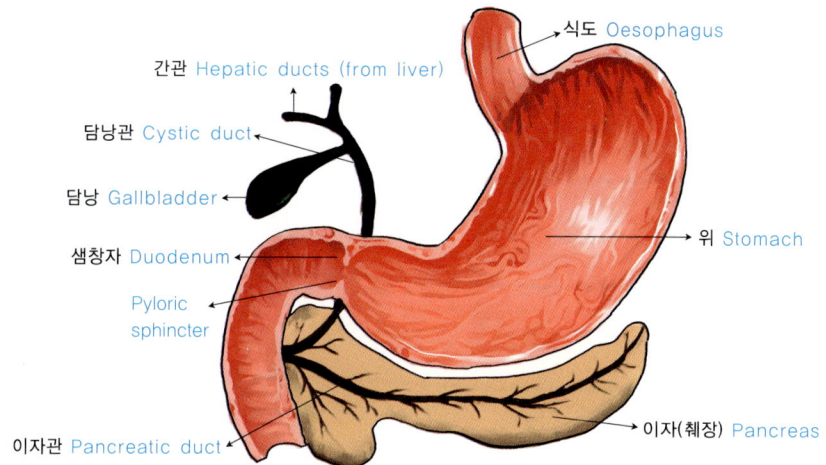

【 쓸개와 담관 】

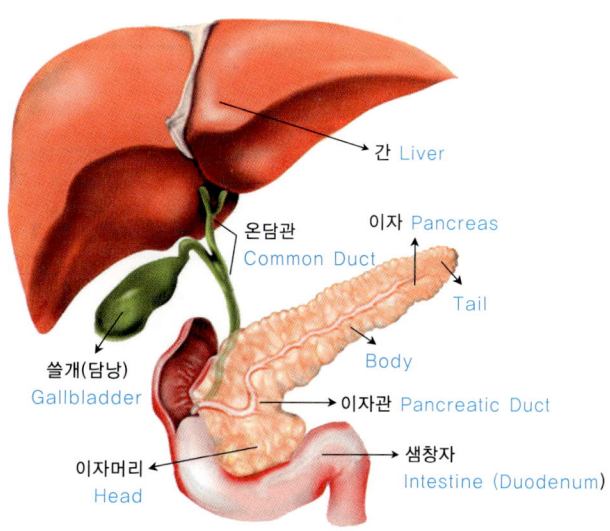

【 이자와 온쓸개관 】

# MEMO

# Chapter 9

# 비뇨기계

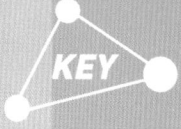

- 비뇨기계는 소변을 생성하고 저장 배출기능을 하는 계(system)로 오줌의 생성 및 대사 과정을 조절하는 한 쌍의 콩팥과 콩팥으로부터 소변을 배출시키는 한 쌍의 요관, 요관으로부터 내려온 소변을 모아 저장하는 방광, 소변을 체외로 배출시키는 역할을 하는 요도로 구성되어 있습니다.

- 소변의 대부분은 물로 이루어져 있고, 무기염류와 요소 등의 물질이 포함됩니다. 소변을 통해 이러한 물질을 배출함으로써 신체의 수분농도와 무기염류의 양을 조절하며, 신체의 항상성을 유지하며, 단백질 대사과정으로 생성된 암모니아와 요소 같은 물질을 배출하는 기능도 수행합니다.

- 이번 챕터에서는 비뇨기계의 구성과 기능을 알아보고 비뇨기계를 구성하는 콩팥과 네프론에 대하여 공부할 것입니다. 그리고 콩팥에서 이어지는 요관과 방광, 요도에 대하여 순서대로 공부할 것입니다. 이번 챕터의 마지막 부분에서는 콩팥의 물질 여과와 세뇨관에서의 분비와 재흡수 과정 그리고 비뇨기계의 최종 생산물인 소변과 배뇨에 대하여 공부할 것입니다.

## 꼭! 알 아 두 기

1. 비뇨기계의 기능
2. 콩팥의 구조와 기능
3. 콩팥단위(신원)의 구성
4. 방광의 기능
5. 요도의 기능
6. 사구체 여과
7. 세뇨관의 물질 재흡수, 분비
8. 여과와 재습수, 분비경로
9. 혈장, 원뇨, 소변의 성분
10. 소변 배설경로

# CHAPTER 09 비뇨기계(Urinary system)

## 1. 비뇨기계 개요

### 1 구성

(1) 콩팥, 요관, 방광, 요도
　① 콩팥 : 소변 생산
　② 방광 : 소변 저장
　③ 요관, 요도 : 소변이 이동하는 관

### 2 기능

(1) 소변의 생산 및 배설
(2) 산-염기 평형조절
(3) 항상성 유지

## 2. 콩팥 (신장)

### 1 개요

(1) 100~150g의 암적색 장기
(2) T11과 L2 사이에 위치
　＊오른쪽 콩팥이 간에 의해 왼쪽 콩팥보다 낮게 위치
(3) 위끝(상단)에 내분비기관인 부신이 있음.

### 2 구조

(1) 피막 : 3층으로 구성(콩팥근막, 중간층, 내층)
　① 콩팥근막 (신근막) : 섬유성 결합조직으로 콩팥과 부신을 싸며 위치를 고정
　② 중간층 (지방층) : 충격 흡수
　③ 속층 (섬유성 피막) : 감염을 예방

(2) 콩팥문 (신문) : 요관, 혈관, 신경 등의 출입구
(3) 콩팥깔때기 (신우) : 콩팥문 속에 형성된 깔때기 모양의 공간, 콩팥과 요관의 연결부
(4) 내부 구조
　① 겉질 : 토리주머니 (토리, 보먼주머니), 토리쪽곱슬세관 (근위세뇨관), 먼쪽곱슬세관 (원위세뇨관)
　② 속질 : 콩팥세관고리, 집합관

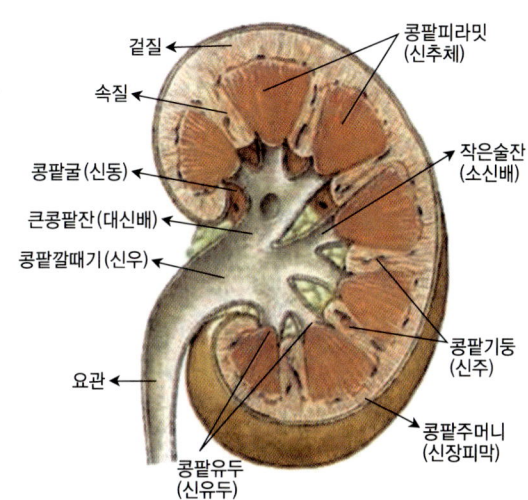

## 3 기능

(1) 소변의 생산, 배설
(2) 혈액 내 대사산물 (요소) 제거
(3) 호르몬 분비

| Renin | 혈압 저하 시 분비하여 혈압을 상승시킴 |
|---|---|
| Erythropoietin | 저산소증 시 분비하여 RBC 생성 촉진 |
| Calcitriol (Vitamin $D_3$) | 장관에서 $Ca^{2+}$ 흡수 촉진, 뼈의 $Ca^{2+}$ 축적 |

(4) 혈장의 전해질 농도 조절
(5) 혈장의 pH 조절

## 4 콩팥의 혈액순환

(1) 혈류량 : 매분 1,300cc의 혈액 (심박출량의 25%)이 콩팥을 통과함.
(2) 혈류량 조절인자 : renin, aldosterone, ADH, angiotensin

(3) 혈류량의 외인성 조절 : 교감신경의 흥분으로 혈관 수축, 혈류량 감소
(4) 혈류량의 내인성 조절 : 신경지배 없이 유통량 조절
* 세포분리설, 근원성설, 콩팥의 내압설, 되먹이기전, 액성 조절

(5) 혈관 주행

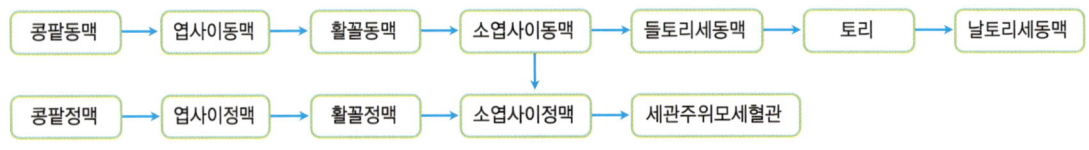

# 3 콩팥 단위 (신원 ; nephron)

## 1 개요

- 콩팥의 구조적 기능적 최소 단위
- 구성

| 콩팥 단위(신원) | 콩팥소체 (신소체) | 토리 (사구체) |
| --- | --- | --- |
| | | 토리주머니 (보먼주머니) |
| | 콩팥세관 (세뇨관) | 토리쪽곱슬세관 (근위세뇨관) |
| | | 콩팥세관고리 (헨레고리) |
| | | 먼쪽곱슬세관 (원위세뇨관) |

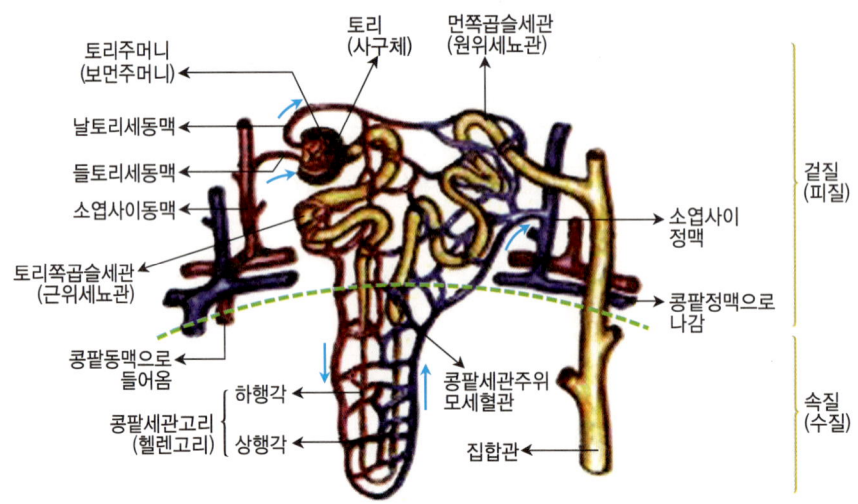

### 2 콩팥소체 (신소체)

(1) 직경 150~200㎛의 구형체
(2) 구성 : 토리, 토리주머니
  * 혈관극 : 들토리세동맥(수입소동맥)과 날토리세동맥(수출소동맥)이 출입하는 곳
  * 요 관극 : 세뇨관으로 이어지는 곳

### 3 토리 (사구체)

(1) 들토리세동맥이 혈관극으로 들어와 모세혈관총을 형성한 것
(2) 토리압 : 60mmHg
(3) 토리옆세포에서 renin 생산

### 4 토리주머니 (사구체낭, 보먼주머니)

(1) 2겹의 막으로 구성
(2) 속막에 발세포가 있어 여과극을 형성
  * 발세포 : 콩팥 내 혈관을 에워싸고 있음.

### 5 콩팥세관 (세뇨관)

(1) 요관극에서 시작하는 지름 20~30㎛의 관, 길이는 4~7cm
(2) 토리쪽곱슬세관, 콩팥세관고리, 먼쪽곱슬세관으로 구분

| | |
|---|---|
| 토리쪽곱슬세관 (근위세뇨관) | • 굽은부분(곡부)과 곧은부분(직부)으로 구성<br>• 토리주머니와 연결 |
| 콩팥세관고리 (헨레고리) | • 상행지, 중간부, 하행지로 구분<br>• 하행지의 벽은 얇고 상행지의 벽은 두꺼움<br>• 하행지 물질이동 : 농도 경사에 의한 이동<br>• 상행지 물질이동 : 능동수송 |
| 먼쪽곱슬세관 (원위세뇨관) | • 토리쪽곱슬세관보다 직경이 작고 길이도 짧음 |

(3) 기타 특징

| | |
|---|---|
| 치밀반점 | 콩팥세관의 벽을 이루는 세포로 $Na^+$ 변화 감지 |
| 토리옆장치 | 치밀반점과 토리옆세포의 통칭 |
| 토리옆세포 | 들토리세동맥을 이룸, renin 분비 |

## 4. 집합관과 요관

**1 집합관**
(1) 먼쪽곱슬세관이 유입되는 관
(2) 콩팥 속질 내 콩팥깔때기로 들어와 콩팥유두에 개구
(3) 1개의 콩팥유두에 10~25개의 집합관이 개구

**2 요관**
(1) 콩팥깔때기와 방광을 연결하는 2개의 관
(2) 길이 25cm
(3) 점막 : 이행상피

## 5. 방광과 요관

**1 방광**

(1) 개요
  ① 요를 저장하는 용적 500cc의 장기
    ＊최대 700~800cc 저장 가능
  ② 배뇨근이 있음.
  ③ 방광바닥에 전립샘이 위치함.

(2) 점막
  – 이행상피

(3) 방광삼각
  – 뒤아래의 주름이 없는 부분
    ＊오줌방광구(요관구)와 속요도구멍(내요도구)가 개구

(4) 위치
  – 두덩결합과 곧창자 사이(남), 두덩결합과 자궁 사이(여)

(5) 지배신경
  – 골반신경(교감신경), 아래배벽신경(부교감신경)

**2 요도**
(1) 속요도구멍에서 시작하여 체외로 나가는 소변의 통로
(2) 구조

① 방광꼭대기(방광첨), 방광몸통(방광체), 방광바닥(방광저)
   a. 방광꼭대기 : 두덩뼈결합부 위모서리(상연)의 뾰족한 부분
   b. 방광몸통 : 중간 부분
   c. 방광바닥 : 방광의 넓은 부분

| 남성요도 | • 길이 : 15~20cm<br>• 구분 : 전립샘 부분, 막부분, 해면체 부분 |
|---|---|
| 여성요도 | • 길이 : 3~4cm<br>• 속요도구멍에서 시작하여 질천정의 바깥요도구멍에 개구 |

(3) 소변의 통로
   - 토리주머니 → 토리쪽곱슬세관 → 콩팥세관고리 → 먼쪽곱슬세관 → 집합관
   * 남성과 여성 모두 방광조임근(평활근), 요도조임근(수의근)이 있음.

# 6 토리 (사구체) 여과

## 1 토리 여과

(1) 압력이 높은 토리(70mmHg)에서 압력이 낮은 보먼주머니(10mmHg)로 여과
   * 여과 : 압력이 높은 곳에서 낮은 곳으로의 물질이동, 에너지 소모가 일어나지 않음.
(2) 여과 속도(GFR) : 1분 동안 콩팥에서 형성되는 여과액(남자 > 여자)
(3) 여과량 : 125ml/분/1.73m², 180ℓ/일
(4) 여과율 측정 물질 : inulin, endogenus, creatine, creatinine, manitol

## 2 클리어런스 (clearance ; 제거율)

(1) 콩팥의 청소 능력
(2) 클리어런스 = 오줌 내 농도 × 1분간 오줌량 / 혈장 내 물질의 농도
   * 클리어런스 비율이 1보다 크면 세뇨관에서 분비, 1보다 작으면 세뇨관에서 재흡수, 0인 경우 완전 여과 후 완전 재흡수를 의미

## 3 토리여과압 상승 요인

(1) 토리 모세혈관압의 상승
(2) 혈장교질삼투압 감소
(3) 보먼주머니 내압 감소
(4) 보먼주머니 투과성 증가

## 7 세뇨관의 재흡수, 분비

### 1 재흡수 물질
(1) 토리쪽곱슬세관 : $K^+$ (100%), 포도당(100%), 단백질(100%), 아미노산(100%), 물, $Na^+$ (80%)
(2) 먼쪽곱슬세관 : $Na^+$ (20%)

### 2 분비물질
(1) 토리쪽곱슬세관 : PAH, penicillin, diodrst, hippuran
(2) 먼쪽곱슬세관 : $K^+$, $H^+$, $NH_3$

### 3 재흡수 및 분비조절 호르몬

| 호르몬 | 작용 부위 | 기능 |
|---|---|---|
| Aldosterone | 먼쪽곱슬세관, 집합관 | |
| Angiotensin II | 토리쪽곱슬세관 | |
| ADH | 먼쪽곱슬세관, 집합관 | |
| ANP | 먼쪽곱슬세관, 집합관 | NaCl 재흡수 억제 |
| PTH | 토리쪽·토리쪽곱슬세관 | $Ca^{2+}$ 재흡수 촉진, $PO_4$ 재흡수 억제 |

### 4 재흡수 및 분비의 특성
(1) $K^+$ : 토리쪽곱슬세관에서 재흡수되고 먼쪽곱슬세관에서 분비
(2) 포도당의 콩팥 역치 : 180~200mg%
(3) $Na^+$의 재흡수 : aldosterone의 작용으로 1일 200g 흡수
  * 콩팥세관 내강 → 콩팥세관 상피 → 모세혈관
(4) 물의 재흡수 : 삼투압에 의한 흡수(토리쪽곱슬세관), ADH에 의한 흡수(먼쪽곱슬세관)
(5) 콩팥세관에서 재흡수가 어려운 물질 : creatine, urate, urea
(6) 콩팥세관 재흡수기전 : 수동적 및 능동적 과정, 호르몬 작용

### 5 여과, 재흡수, 분비

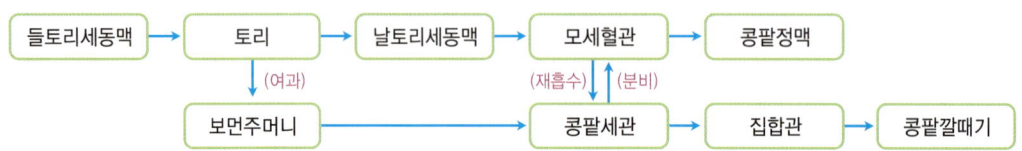

## 8 소변

**1 개요**

(1) 비중 : 10.017~10.200
(2) pH : 5~7
(3) 냄새 : 방향성

**2 성분**

(1) 성상 : 대부분 수분
(2) 무기물 : $Na^+$, $Cl^-$, $NaH_2PO_4$, $H_2SO_4$
(3) 유기물 : 요소, 요산, 크레아티닌, 암모니아

**3 혈장, 원뇨(토리여과액), 오줌의 성분 비교(%)**

| 성분 | 혈장 | 원뇨 | 소변 |
|---|---|---|---|
| 요소 | 0.03% | 0.03% | 2% |
| 단백질 | 8% | 0% | 0% |
| 포도당 | 0.1% | 0.17% | 0% |
| 무기염류 | 0.9% | 0.9% | 0.9% |
| 물 | 92~93% | 92% | 95% |

\* 소변의 요소비율 증가는 물의 재흡수로 인한 농도증가가 가장 큰 원인임.

## 9 배뇨

**1 개요**

(1) 1일 배뇨량 : 1.5L
   \* 요의를 느끼는 방광 용량 : 150~300cc
(2) 소변배설 경로 : 토리주머니 → 곱슬세관 → 집합관 → 콩팥깔때기 → 수뇨관 → 방광 → 요도
(3) 소변배설 기전 : 방광 내 소변량 증가 → 방광벽 콩팥감수체 자극 → 요의, 배뇨반사

**2 신경지배**

(1) 배뇨반사 : 골반신경에 의한 천수반사
(2) 배뇨억제중추 : 대뇌겉질, 중간뇌
(3) 배뇨소통중추 : 사이뇌 시상하부, 다리뇌(교)

# MEMO

# Chapter 10
# 생식기계

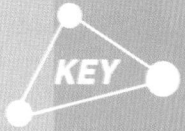

- 생식이란 생물체가 자신과 같은 새로운 개체를 만드는 것을 말합니다. 생식기계는 인간의 생식기능을 담당하는 기관으로 유성생식을 하는 인간의 경우 여성과 남성의 생식기관이 각기 다른 구조와 기능으로 존재합니다.
- 남성의 생식기관은 정자를 생산하고 정자를 정액과 함께 여성의 생식기관으로 전달하며, 남성호르몬을 분비하도록 만들어진 특수화된 기관입니다.
- 여성의 생식기관은 난자를 생산하고 난자를 수정이 일어날 부위로 운반하며, 수정난이 정상적으로 발생하여 개체가 될 수 있도록 환경을 제공하는 역할을 합니다. 그리고 태아가 세상 밖으로 나오는 출산의 기능도 담당하며, 여성호르몬을 분비하는 기능도 합니다.
- 이번 챕터에서는 남성과 여성의 생식기관의 구조와 기능에 대하여 알아 볼 것입니다. 그리고 여성생식기관의 특징적인 활동인 생리주기에 대해서도 공부할 것입니다. 생식세포의 감수분열에 대한 자세한 내용은 챕터 1을 참고하시기 바랍니다.

## 꼭! 알 아 두 기

1. 남성생식기관의 구조와 기능
2. 정자의 생성과정
3. 여성생식기관의 구조와 기능
4. 난자의 생성과정
5. 난포주기
6. 자궁내막의 주기적변화
7. 성호르몬 분비기관

# CHAPTER 10 생식기계 (Reproductive system)

## 1 남성생식기

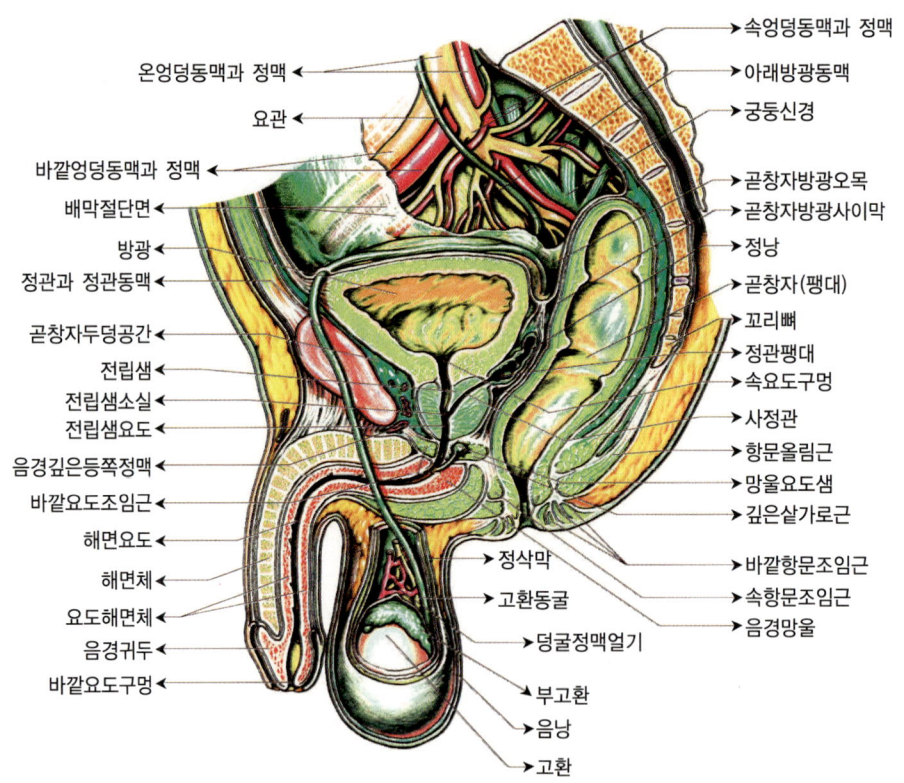

## 1 음낭 (scrotum)

(1) 개요
① 고환, 부고환, 정낭을 담고 있는 주머니
② 온도에 민감하며, 체온보다 1~2℃ 낮게 유지

(2) 구조
① 피하지방이 없고 민무늬근육(육양막)을 많이 포함.
② 음낭사이막이 음낭을 좌우로 구분
③ 음낭솔기(음낭봉선) : 중격에 해당하는 표면의 피부

## 2 고환 (testis)

(1) 개요
① 일명 정소
② 음낭 내에 있는 1쌍의 실질성 기관
③ 정자 및 테스토스테론 생산

(2) 구조
① 표면 : 백색막으로 싸여 있고 고환세로막을 형성
② 고환사이막(고환중격) : 고환세로칸(종격)에 의해 200~300개의 고환소엽으로 나뉨.
③ 고환소엽 : 곱슬정세관과 곧은정세관이 있음.

(3) 정세관
① 정자의 생성 및 성숙이 일어나는 곳
  a. 정자
    - 염색체 n= 23(상염색체 22개 + 성염색체 X or Y)
    - 구성 : 두부, 중간부, 꼬리
    - 발생 : 정자 발생 세포 → 정조세포 → 정모세포 → 정자세포 → 정자
    - 1개의 정조세포는 4개의 정자 형성
    - 정자의 머리부분은 세포핵이 변형된 것으로 정자 형성에 관여
② 곧은정세관과 곱슬정세관으로 구성
③ 구성세포 : 정자 발생 세포, 지주세포, 사이질세포
  a. 정자 발생 세포 : 정자 생산
  b. 버팀세포 : 정자 발생 세포를 지지, 물질대사, 식작용
  c. 사이질세포 : testosterone 생성

## 3 부고환 (epididymis)

(1) 일명 고환상체
(2) 고환과 정관을 연결
(3) 정자를 일시적으로 저장, 정액분비

## 4 정관 (Vas deferens)
   (1) 부고환의 연속
   (2) 정자의 이동통로
   (3) 샅굴(서혜관)을 지나 배막안으로로 들어감.
   (4) 샅굴 안에서 혈관, 신경, 근육과 정삭막을 형성
   (5) 정낭관과 합쳐져 사정관을 이룸.

## 5 정낭 (Seminal vesicle)
   (1) 1쌍의 정액 분비기관
   (2) 정낭의 배출관과 정관이 합쳐 사정관을 형성

## 6 사정관
   (1) 길이 2cm, 정관의 끝과 정낭의 배출관이 합쳐져 구성됨.
   (2) 사정 시 전립샘이 수축하여 요도내강을 폐쇄함.

## 7 음경 (Penis)
   (1) 남성의 교접기
   (2) 요도의 일부를 포함.
   (3) 1쌍의 음경해면체, 1개의 요도해면체, 요도구, 음경귀두로 구성
   * 정자의 이동 : 정세관 → 부고환 → 정관 → 사정관 → 요도

## 8 전립샘 (Prostate gland)
   (1) 방광 바닥에 위치
   (2) 요도와 사정관이 관통
   (3) 정액 분비
   (4) 사춘기 이후 성장
   (5) 길이 약 4~6cm, 무게 약 15~20g
   (6) Testosterone의 자극을 받아 약 알칼리성 (6.8~8.0) 액체를 생성
     → 사정 시 정액과 혼합되어 대략 pH 7.5를 유지하며, 요도를 통하여 배출
     * 정자가 활발하게 운동할 수 있는 pH는 약 6.0~6.5

## 9 망울요도샘 (구요도선 ; Bulbourethral gland)
   (1) 1쌍의 샘으로 점액성 분비물을 요도해면체로 보냄.
   (2) 여성의 큰질어귀샘 (대전정선)에 해당
   (3) 알칼리성 점액은 사정 시 요도 내 산성을 중화시켜 정자를 보호, 사정액의 5~6% 차지

## 2. 여성생식기

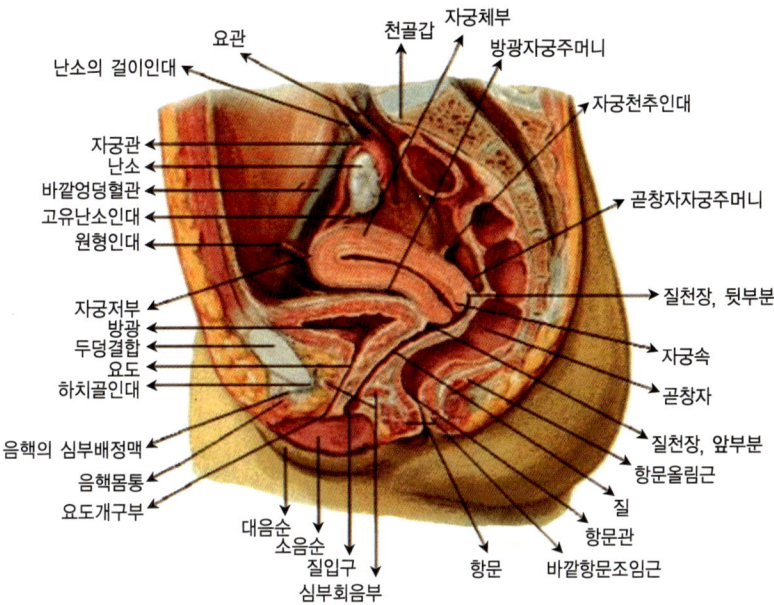

### 1 난소 (ovary)

(1) 개요
- 난자생성, 에스트로겐, 프로게스테론 분비

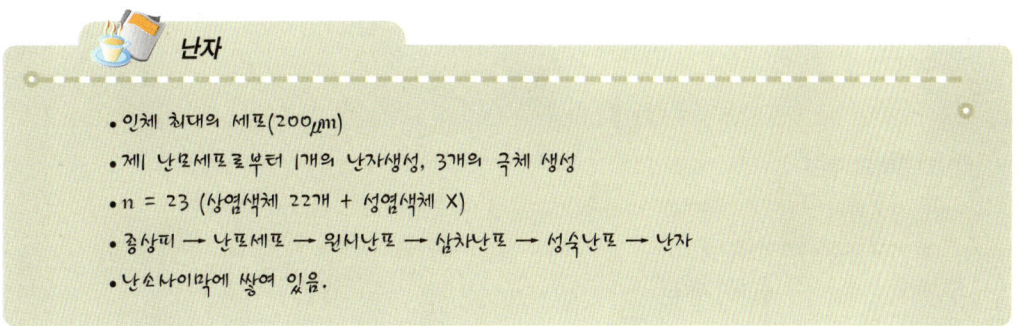

난자
- 인체 최대의 세포 (200μm)
- 제1 난포세포로부터 1개의 난자생성, 3개의 극체 생성
- n = 23 (상염색체 22개 + 성염색체 X)
- 종상피 → 난포세포 → 원시난포 → 삼차난포 → 성숙난포 → 난자
- 난소바깥막에 쌓여 있음.

(2) 구조
① 표면 : 단층입방상피
② 겉질 : 난포, 황체, 백색체 관찰 가능
  * lutein cell (황체세포) : 황체를 형성하는 황색색소과립을 함유한 세포

③ 속질 : 혈관, 신경분포, 난포가 없음.

(3) 난포
① 원시난포 : 출생 시의 난포(1차 난포)
② 발육난포 : 발육 중인 난포(2차 난포)
③ 성숙난포 : 그레피안 난포
　\* 난포주기 : 난포성숙 → 포상난포 → 배란 → 적색체 → 황체 → 백색체

## 2 자궁관 (난관 ; oviduct)

(1) 개요
① 길이 10cm의 1쌍의 관
② 섬모상피 발달
③ 난소와 자궁 사이를 연결
④ 난자의 이동, 수정
⑤ 여성의 불임수술 시행 부위

(2) 구조
① 깔때기 부분 : 자궁관술, 난소체가 있음.
② 팽대부 : 가쪽 1/3, 수정 부위
③ 잘룩부 : 안쪽 2/3, 자궁안에 개구

## 3 자궁 (uterus)

(1) 개요
① 길이 7cm, 폭 4.5cm, 두께 3cm
② 방광과 곧창자 사이에 위치하며, 자궁안을 형성

(2) 구분
- 자궁바닥(자궁제), 자궁몸통(자궁체), 자궁목(자궁경)

(3) 자궁벽의 구조
① 자궁속막 : 치밀층, 해면층, 바닥층으로 구성, 자궁샘에서 점액분비
② 자궁근층 : 민무늬근
③ 자궁바깥막 : 배막의 연속

(4) 자궁내막의 주기적 변화
① 월경기(1~5일) : 출혈 시기, 자궁속막의 탈락
② 증식기(6~14일) : 자궁속막의 증식기, 에스트로겐 분비
③ 분비기(15~26일) : 임신 전기, 배란 시기, 기초체온 상승, 프로게스테론 분비
④ 월경 전기(27~28일) : 자궁속막의 국소적 빈혈
　\* 배란 시기 : 월경 후 14~15일

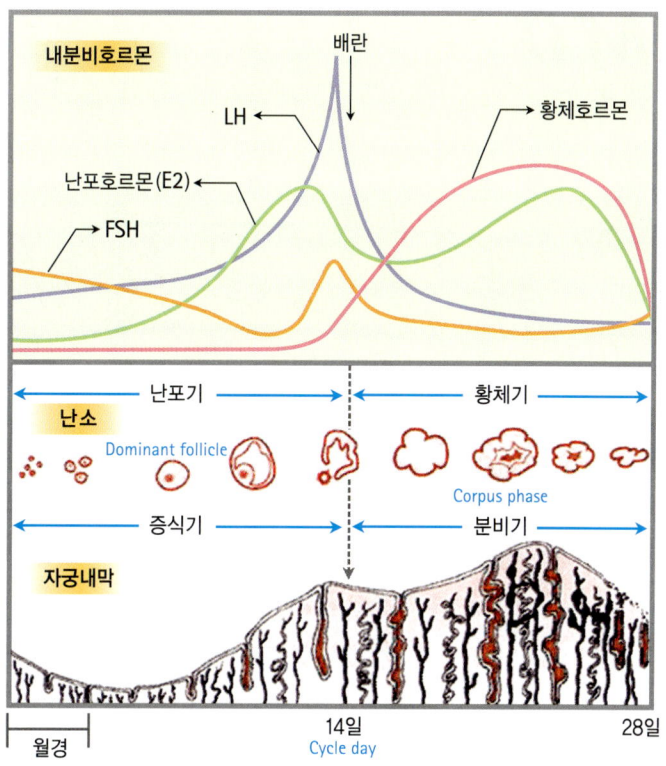

## 4 질 (vagina)

(1) 여성의 교접기, 출산길(산도)
(2) 질구는 산성이고 처녀막이 있으며, 질전정에 개구
(3) 위에는 질천장이라는 주름을 형성

## 5 외음부 (external genitalia)

(1) 대음순 : 외음부의 피부융기, 음모가 있음.
(2) 소음순 : 음모가 없는 피부융기, 음핵이 있음.
(3) 질전정 : 외요도구와 질구의 개구부
(4) 큰질어귀샘(대전정선) : 다량의 점액을 분비(Bartholin샘)

# MEMO

# Chapter 11
# 내분기계

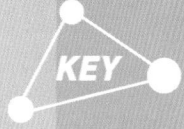

- 신경계와 더불어 신체의 각 부분의 기능을 조절하는 역할을 하는 곳이 내분비계입니다. 내분비계는 직·간접적인 신경계의 지배를 받으며 호르몬을 생산합니다.
- 호르몬은 혈액으로 확산되어 들어가 혈관을 따라 신체의 모든 부분으로 운반됩니다. 이렇게 운반된 호르몬은 특정호르몬에 반응하는 표적기관까지 도달하여 그 기능을 수행하며, 주로 인체의 항상성 유지, 생식과 발생, 생장과 같은 생체의 필수적인 기능에 관여 합니다.
- 이번 챕터에서는 신체의 다양한 호르몬들과 각각의 호르몬이 분비되는 분비기관, 호르몬이 작용하는 표적기관 그리고 호르몬의 기능에 대하여 알아 볼 것입니다. 또한 각각의 호르몬은 결핍되거나 혹은 과다하게 분비되었을 때 문제가 되어 호르몬과다증 또는 결핍증이 발생하게 됩니다. 이번 챕터의 마지막에서는 각 호르몬의 과다증 또는 결핍증에 대해서도 공부할 것입니다.

## 꼭! 알 아 두 기

1. 호르몬의 특징
2. 뇌하수체 호르몬의 종류와 기능
3. 혈중 칼슘농도 조절호르몬
4. 혈당량 조절호르몬
5. 성호르몬의 종류와 기능
6. 호르몬의 과다증과 결핍증

# CHAPTER 11 내분비계 (Endocrine system)

## 1 개요

### 1 호르몬의 특징

(1) 종에 따른 특이성이 존재하지 않음.
(2) 혈액을 타고 표적기관으로 운반(내분비)
(3) 미량으로 기능조절
(4) 표적기관이 있음.
(5) 과다증과 결핍증이 있음.

\* 신경계와 호르몬의 공통점, 차이점

| 공통점 | | • 신체 기능을 조절 |
|---|---|---|
| 차이점 | 호르몬 | • 보다 광범위한 작용 범위를 가짐 (호르몬)<br>• 효과가 지속적<br>• 효과가 나타나기까지 시간이 걸림 |
| | 신경 | • 국소부위에 작용<br>• 효과가 순간적<br>• 효과가 즉각적으로 나타남 |

### 2 주요 내분비샘과 분비호르몬

| 분비기관 | 호르몬 | 표적기관 | 표적기관의 분비호르몬 | 기능 |
|---|---|---|---|---|
| 뇌하수체 앞엽 | FSH | 난포 | 에스트로겐 | 생식기 발육 (여) |
| | LH | 황체 | 프로게스테론 | 임신 유지 |
| | ICSH | 고환 | 테스토스테론 | 생식기 발육 (남) |
| | ACTH | 부신겉질 | 콜티코스테로이드 | 당, 염류대사 |
| | TSH | 갑상샘 | 티록신 | 신진대사 |
| | GH | | | 뼈생장 |
| 뇌하수체 중간엽 | Prolactin | | | 유즙분비 |
| | MSH | | | 피부색 |
| 뇌하수체 뒤엽 | 콩팥 | | | 수분대사 |
| | Oxytocin | | | 분만 |

172 | 해부생리학

| 분비기관 | | 호르몬 | 표적기관 | 표적기관의 분비호르몬 | 기능 |
|---|---|---|---|---|---|
| 갑상샘 C - cell | | Calcitonin | | | 혈중 $Ca^{2+}$ 감소 |
| 부갑상샘 | | PTH | | | 혈중 $Ca^{2+}$ 상승 |
| 부신속질 | | epinephrine, norepinephrine | | | 심·혈관 수축 |
| 콩팥 | | Calcitriol | | | $Ca^{2+}$ 흡수 |
| | | Erythropoetin | | | RBC 생성 |
| | | Renin | | | 혈압 상승 |
| 이자 | A - cell | Glucagon | | | 혈당 상승 |
| | B - cell | Insulin | | | 혈당 저하 |
| | D - cell | Somatostain | | | GH 분비억제 |

## 2 호르몬

### 1 뇌하수체

(1) 개요
   ① 나비뼈의 터어키안에 위치
   ② 구성 : 뇌하수체 앞엽과 뒤엽 두 부분으로 나뉜다.

(2) 뇌하수체 앞엽호르몬
   ① 성장호르몬(GH) : 신체 성장(긴뼈의 성장)에 관여
      a. 과다증 : 말단비대증, 거인증
      b. 결핍증 : 왜소증
   ② 젖분비호르몬(prolactin) : 유즙분비
   ③ 난포자극호르몬(FSH) : 난포의 생장 및 에스트로겐 분비 유도
   ④ 황체형성호르몬(LH, ICSH) : 황체 자극 및 프로게스테론 분비 유도(여성), 고환 자극 및 테스토스테론 분비 유도(남성)
   ⑤ 갑상샘자극호르몬(TSH) : 갑상샘 호르몬 합성 및 분비 유도
   ⑥ 부신겉질자극호르몬(ACTH) : 부신겉질자극 및 호르몬 합성 유도
   ⑦ 멜라닌세포자극호르몬(MSH) : 피부에 멜라닌 색소침착을 유도

(3) 뇌하수체 뒤엽호르몬
   ① 항이뇨호르몬(바소프레신 ; ADH) : 먼쪽곱슬세관 및 집합관의 수분 재흡수 촉진
      - 결핍증 : 요붕증
   ② 옥시토신 : 자궁근 수축으로 분만유도, 유방근상피세포 수축으로 유즙분비 촉진

## 2 갑상샘

(1) 개요
　① 나비모양
　② 구성 : 왼엽, 오른엽, 협부

(2) 분비호르몬
　① Thyroxine : 요오드 호르몬, TSH에 의해 분비, 인지질·핵대사 촉진, 기초대사량 증가
　　a. 과다증 : 바세도병
　　b. 결핍증 : 크레틴병, 점액수종
　② Triiodothroxine
　③ Calcitonin : 혈중 $Ca^{2+}$ 저하

## 3 부갑상샘

(1) 개요
　- 갑상샘 뒷면에 존재

(2) 분비호르몬
　- Parathormone : 혈중 $Ca^{2+}$ 농도를 상승(작은창자와 세뇨관에서의 재흡수 촉진)
　　a. 과다증 : 섬유성 뼈염
　　b. 결핍증 : 테타니증

## 4 콩팥위샘 (부신)

(1) 개요
　① 콩팥의 위끝에 위치한 삼각형 모양의 내분비샘
　② 구성 : 겉질, 속질

(2) 부신겉질 분비호르몬
　① Aldosterone : $Na^+$ 재흡수, $K^+$ 배출 촉진
　　- aldosterone 분비 : $Na^+$ 농도 감소 또는 $K^+$ 농도 증가, 출혈 및 외상, 세포외액 감소
　② Cortisol : 지방과 단백질을 당으로 전환
　　- 뇌하수체앞엽의 ACTH에 의해 조절됨.
　③ Androgen : 성호르몬
　　a. 부신겉질 호르몬과다증 : 에디슨병
　　b. 부신겉질 호르몬결핍증 : 쿠싱증후군, 리비도, Cohn 증후군

(3) 부신속질 분비호르몬
　- epinephrine (adrenaline), norepinephrine (noradrenaline) : 심장 촉진, 혈관 축소, 혈압 상승, 대사 증진

## 5 이자(췌장)

(1) 개요
- 내분비, 외분비 장기

(2) 분비호르몬
① Glucagon : $\alpha$-cell에서 분비, 혈당 상승 호르몬
② Insulin : $\beta$-cell에서 분비, 혈당 저하 호르몬
③ Somatostain : $\gamma$-cell에서 분비, 호르몬분비(GH, TSH, insulin, glucagon, gastrin)를 억제
④ Pancreatic polypeptide : F-cell에서 분비, 담당 수축 억제

(3) Insulin 결핍 증상
- 당뇨, 고혈당증, 다음, 갈증, 다뇨, 체중 감소, 유리지방산 증가, 대사성 산증, 체액과 전해질 손실

## 6 고환

(1) 분비호르몬
- Testosterone : 남성생식기 발육, 남성의 2차 성징
  * 호르몬 분비세포: Leydig's cell

## 7 난소

(1) 분비호르몬
① Estrogen : 여성생식기 발육, 성주기 유지, 배란촉진
  * 난포에서 분비, FSH의 조절을 받음.
② Progesteron : 착상, 임신 유지, 배란억제
  * 황체에서 분비, LH의 조절을 받음.

## 8 태반

| | | |
|---|---|---|
| 단백질 호르몬 | hCG | • 융모성 성선자극호르몬<br>• 융모의 estrogen, progesterone 분비촉진<br>• 임신진단에 이용 |
| | hCS | • 태아 발육<br>• 융모성 체유선 발육<br>• 인슐린 파괴작용 |
| Steroid 호르몬 | estrogen | • 태아의 발육<br>• 자궁의 oxytocin 감수성 증가 |
| | progesterone | • 체온 상승 및 대사작용<br>• 자궁의 oxytocin 감수성 저하 |

## 9 위장관 호르몬

| 호르몬 | 분비기관 | 주요 작용 |
|---|---|---|
| Gastrin | 위 | • 위액분비 촉진, 위 운동 촉진 |
| Pancreozymin | 작은창자 | • 췌액분비 촉진 |
| Secretin | 샘창자 | • 췌액분비 촉진 |
| Cholecystokinin | 샘창자 | • 쓸개(담낭) 수축으로 담즙분비<br>• 췌액분비 촉진 |
| Gastric inhibitory peptide | 샘창자, 빈창자 | • 위액분비 억제<br>• 위운동 억제<br>• 인슐린 분비 촉진 |
| Motilin | 샘창자, 빈창자 | • 위액분비 촉진<br>• 위운동 촉진 |

## 10 솔방울샘(송과체)

(1) 개요
- 사이뇌에 위치한 0.2g의 선조직

(2) 분비호르몬
- Melatonin : 생식샘 발육억제, 발정 주기 조절, 시차 적응, 빛에 의하여 분비억제

## 11 가슴샘(흉선)

(1) 개요
① 복장뼈 직후방, 심낭에 접하고 있음.
② 사춘기 이후로 퇴화
③ 왼·오른엽으로 구분되는 림프장기
④ Hassal's body 함유

(2) 분비 호르몬
- T림프구 활성화 촉진호르몬

## 12 콩팥

(1) 분비호르몬
① Calcitriol : 장관에서 칼슘과 인의 흡수 촉진
② Erythropoietin : RBC 생성 촉진
③ Renin : angiotensin계를 자극하여 혈압 상승

## 13 심장

(1) 분비호르몬

① ANP(atrial natriuretic peptide) : 오른심방의 압력 상승 시 분비, 콩팥에서 수분과 나트륨 이온 제거
② ADH와 aldosterone의 분비억제, angiotension Ⅱ와 길항작용

# 3 호르몬 장애

## 1 호르몬 장애

| 호르몬 | 과잉증 | 결핍증 |
| --- | --- | --- |
| Thyroxine | Basedow병 | creatinism (유아) <br> myxedema (성인) |
| Parathormone | 섬유성 뼈염 | tetany증 |
| Insulin |  | 당뇨 |
| GH | 거인증, 말단비대증 | 왜소증 |
| ADH |  | 요붕증 |
| Aldosterone | 혈압 상승 | 혈압 저하 |

## 2 호르몬 작용

| $Ca^{2+}$ 대사조절 호르몬 | 혈당조절 호르몬 | 혈압조절 호르몬 |
| --- | --- | --- |
| • Parathormone : 혈중 $Ca^{2+}$ 증가 <br> • Calcitoni : 혈중 $Ca^{2+}$ 감소 <br> • Calcitriol : $Ca^{2+}$ 흡수 촉진 | • Insulin : 혈당 저하 <br> • Glucagon : 혈당 상승 <br> • Glucocorticoid : 혈당 상승 <br> • Adrenaline : 혈당 상승 | • Renin : 혈압 상승 <br> • Angiotension Ⅱ : 혈압 상승 <br> • Aldosterone : 혈압 상승 <br> • ADH : 혈압 상승 <br> • ANP : 혈압 저하 |

# MEMO

# Chapter 12
# 호흡기계

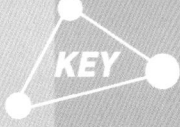

- 소화기계를 통해 흡수된 영양분들은 산소와 만나 에너지를 내어놓고 물과 이산화탄소 등의 물질로 분해됩니다. 영양분이 분해되는 과정에서 반드시 필요한 것이 산소입니다.

- 호흡기계는 세포에서 일어나는 대사과정에 필요한 산소를 공급하고 대사산물인 이산화탄소를 방출하는 기능을 합니다. 호흡기계의 이러한 기능은 외부의 공기를 여과하여 체내로 이동시키고 허파로 전달하여 허파꽈리(폐포)에서 혈액과 만나 혈액에 산소를 공급하고 이산화탄소를 제거하는 방식으로 이루어집니다.

- 이번 챕터에서는 공기의 출입이 일어나는 코와 코에서 들어온 공기가 이동하는 인두와 후두 이어서 허파로 공기를 전달하는 통로인 기관과 기관지, 최종적으로 기체교환이 일어나는 허파의 해부학적 특징과 허파의 기능적 단위인 허파꽈리에 대하여 공부할 것입니다. 마지막으로 호흡 시 허파를 출입하는 기체의 양인 폐용적과 폐용량에 대하여 공부하며 이번 챕터를 마치겠습니다.

## 꼭! 알 아 두 기

1. 코안의 구조와 기능
2. 인두와 뒤통수의 해부학적 위치와 기능
3. 기관과 기관지의 해부학적 위치와 특징
4. 허파꽈리(폐포)의 기능과 특징
5. 기관지의 분지
6. 폐용적의 종류와 용량
7. 폐용량의 종류와 용량

# CHAPTER 12 호흡기계 (Respiratory system)

## 1 코(Nose)

### 1 코안 (비강 ; nasal cavity)
(1) 구성뼈 : 벌집뼈(사골), 위턱뼈(상악골), 코뼈(비골), 입천장뼈(구개골)
(2) 코연골 : 코중격연골, 가쪽코연골, 큰콧방울연골
(3) 위·중간·아래선반(상·중·하 비갑개)에 의해 위·중간·아래콧길(상·중·하비도)로 구분
(4) 뒤벽에는 한 쌍의 뒤콧구멍(후비공)이 있음.
(5) 코중격에 의해 왼·오른 코속으로 구분
(6) 기능 : 공기의 가온, 가습, 먼지 제거, 공명, 후각

### 2 코곁굴 (부비동 ; paranasal sinus)
  – 머리뼈 내 빈 공간

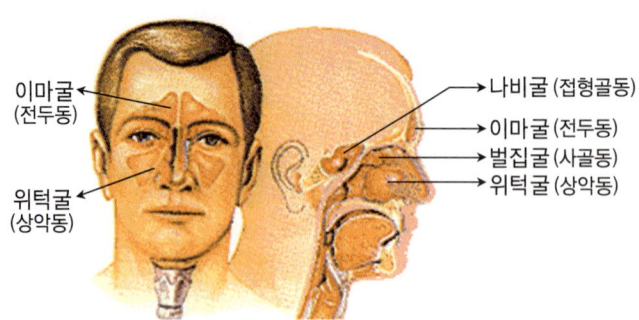

(1) 위턱굴(상악동) : 가장 큰 코곁굴(부비동), 중간콧길(중비도)에 개구
(2) 벌집굴(사골동) : 3~18개의 벌집같은 코곁굴, 위콧길(상비도)과 중간콧길에 개구
(3) 이마굴(전두동) : 2개의 코곁굴로 중간콧길에 개구
(4) 나비굴(접형골동) : 2개의 코곁굴로 위콧길에 개구

## 2  인두 (Pharynx)와 후두 (Larynx)

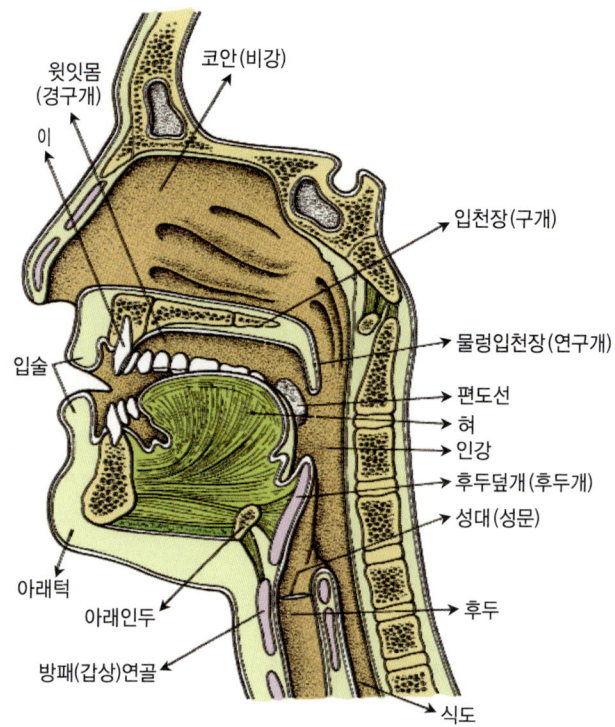

### 1 인두 (pharynx)

(1) 코안과 후두 사이에 위치
(2) 음식물과 공기의 통로 역할
(3) 코인두, 입인두, 후두인두로 구성

### 2 후두 (larynx)

- 깔때기 모양의 관
- 기도, 발성기
- 앞은 식도, 위는 인두, 아래는 기관과 연결

(1) 후두연골

① 방패연골(갑상연골 ; thyroid) : 후두융기연골(Adam's apple)
② 반지연골(윤상연골 ; cricoid) : 반지모양으로 활 (궁)과 판을 형성
③ 모뿔연골(피열연골 ; arytenoid) : 성대돌기가 있고, 발성에 관여

④ 후두덮개연골(후두개연골 ; epiglottic) : 후두덮개의 기초가 되는 주걱모양의 탄력연골
⑤ 잔뿔(소각)연골(corniculate) : 모뿔(피열)연골 첨부에 위치
⑥ 쐐기(설상)연골(cuneiform) : 후두덮개와 모뿔(피열)연골 사이에 위치

(2) 후두공간(강)(laryngeal cavity)
① 참성대(성대주름) 형성 : 실주름(가성대), 성대주름(진성대)
② 성대문틈새(성문열)의 진동으로 발성
③ 후두덮개 : 탄력연골로 음식물의 기관 유입을 방지
④ 성대가 존재

# 3 기관(Trachea) · 기관지(Bronchus)

## 1 기관(trachea)
(1) 길이 약 10cm, 직경 약 2~2.5cm
(2) 제 6 목뼈 높이부터 제 4, 5 등뼈 높이까지 이어짐.
(3) 제 5 등뼈 높이에서 왼·오른 기관지로 갈라짐.
(4) 기관연골(C자형의 유리연골) 15~20개로 구성
(5) 기관지 내부 점막(거짓중층섬모상피)에 섬모가 있어 이물질 제거
(6) 식도 앞에 위치

## 2 기관지(bronchus)
(1) 왼·오른 허파로 들어감.
(2) 오른쪽 기관지는 왼쪽보다 짧고 굵어 이물질이 쉽게 들어감.

| 분류 | 오른기관지 | 왼기관지 |
|---|---|---|
| 길이 | 짧다(2~3cm) | 길다(5~6cm) |
| 굵기 | 굵다 | 가늘다 |
| 기울기 | 작다(24°) | 크다(46°) |
| 분지 | 위·중간·아래 3지 | 위·아래 2지 |

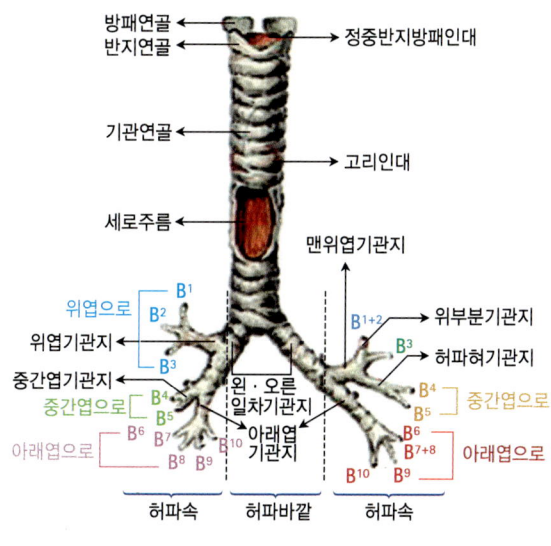

【 기관지 】

# 4  허파 (Lung)

## 1 개요

(1) 체중의 1/40
(2) 2겹의 가슴막으로 싸여 있음.
(3) 허파소엽으로 구성
(4) 구분 : 오른허파 (3엽, 10구역), 왼허파 (2엽, 8구역)

## 2 기관지

(1) **분지** : 주기관지 → 엽기관지 → 구역기관지 → 세기관지 → 소엽간세기관지 → 종말세기관지 → 호흡세기관지
(2) **호흡세기관지** : 가스 교환

## 3 허파꽈리 (폐포)

(1) 호흡기의 기능적 단위
(2) 가스 교환의 장소
(3) 허파꽈리의 상피세포 : Ⅰ형세포(호흡상피세포), Ⅱ형세포(계면활성제 분비세포)
   \* 계면활성제
(4) 허파꽈리의 표면장력 감소
(5) 혈액과 허파꽈리 사이의 가스 교환 도움.
(6) 허파꽈리의 확장 유도, 안정성 유도

### 4 가스교환

(1) 1회 호흡량 : 500cc
(2) 잔기량 : 1,200cc
(3) 폐활량 : 3,500~4,500cc

### 5 가슴막 (흉막)

(1) 폐를 둘러싸는 두 겹의 막 (허파가슴막(장측흉막), 벽쪽가슴막(복측흉막))
(2) 가슴막안 : 허파가슴막과 벽쪽가슴막 사이의 공간, 가슴막액이 차 있음.
(3) 가슴안 내압 : 음압 유지

### 6 가슴세로칸 (종격)

(1) 복장뼈(흉골), 등뼈(흉추), 좌·우 허파, 위가슴문(흉강상구), 가로막으로 둘러싼 공간
(2) 위세로칸(종격상부) : 기관, 식도, 가슴샘(흉선), 대동맥, 위대정맥
(3) 앞세로칸(종격전부) : 가슴샘, 속가슴(내흉)동맥, 속가슴정맥
(4) 중간세로칸(종격중부) : 심장
(5) 뒤세로칸(종격후부) : 식도, 가슴림프관, 대동맥, 미주신경

## 5 호흡

### 1 허파용적

(1) 1회 호흡량(tidal volume) : 안정 상태에서 1회 마시거나 내쉬는 용량, 약 500cc
(2) 예비호기량(expiratory reserve volume) : 1회 호흡량을 내쉰 후 다시 최대로 내쉴 수 있는 공기량, 약 1,200cc
(3) 예비흡기량(inspiratory reserve volume) : 1회 호흡량을 마신 후 다시 최대로 마실 수 있는 공기량, 약 3,100cc
(4) 잔기량(residual volume) : 최대호기 후 허파에 남아있는 공기량, 약 1,200cc

### 2 허파용량

(1) 들숨(흡기) 용량(inspiratory capacity) : 1회 호흡량 + 예비흡기량
(2) 기능적 잔기용량(functional residual capicity) : 예비호기량 + 잔기량
(3) 폐활량(vital capacity) : 예비흡기량 + 1회 호흡량 + 예비호기량
(4) 총폐용량(total lung capacity) : 폐활량 + 잔기량

＊사강 : 호흡 시 코안(비강)에서 폐포까지 기도를 채우는 공기량, 가스교환에 참여하지 못함, 약 150cc

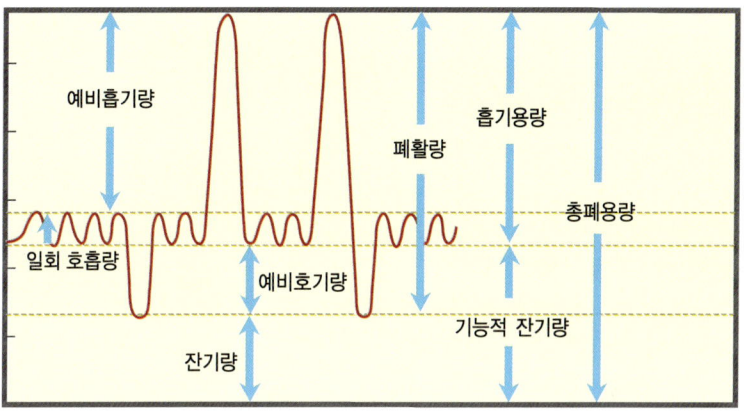

## 3 흡기
- 바깥갈비사이근 수축, 가로막 수축, 배근육이완

## 4 호기
(1) 흡기의 역작용
(2) 강한 호기 시 안쪽갈비사이근 수축

## 5 호흡의 종류
(1) 배(복식)호흡 : 가로막에 의한 호흡
(2) 갈비(흉식)호흡 : 갈비사이근에 의한 호흡
(3) Cheyne – Stocks 호흡 : 호흡곤란과 무호흡의 연속, 임종 시, 마약 또는 이산화탄소 중독

## 6 호흡의 조절
(1) 호흡조절의 중추 : 숨뇌
(2) 호흡조절인자 : 산소 분압, 이산화탄소 분압, 체온

# 참고문헌

신경해부 생리학, 청구문화사, 노민희, 용준환, 김계엽, 김동환
근골격계 생체역학, 영문출판사, 권미지
새용어 사람해부학, 현문사, 한국해부생리학교수협의회
신경과학, 정담미디어, Laurie Lundy-Ekman
임상신경해부학, 현문사, 이한기, 김명훈, 김본원, 김진상, 김철용
기능해부학, 현문사, 신홍철, 정학영 외
인체해부학, 청담미디어, 노민희, 이정수 외
인체생물학, 아카데미서적, 강성구, 강신성 외
해부학, 고려의학, 대한해부학회
생리학, 라이프사이언스, STUART IRA FOX
해부생리학, 영문출판사, Valerie C. Scanlon
질환별 물리치료, 영문출판사, 오셜리반 & 슈미츠
타이디 질환별 물리치료, 군자출판사, Stuart B. Porter
근골격계 질환별 물리치료, 현문사, 박지환
전기치료학, 하늘뜨락, 김순희, 김명훈, 민경옥, 박홍기, 박영한, 오경환
물리치료학 개론, 테라북스, 이인학, 고태성 외 3명
광선치료학, 대학서림, 박찬의, 박래준 외
냉,온을 이용한 물리치료학, 영문출판사, 박래준
수치료의 이론과 실제, 현문사, 박종철
보조기 의지학, 대학서림, 정진우
의지 보조기학, 탑메디오피아, 김장환
운동치료 총론, 영문출판사, 키스너 콜비
물리치료사를 위한 신경재활, 영문출판사, DarcyUmphred, Connie Carlson
고유수용성신경근촉진법, 대학서림, 구봉오, 권미지, 김경태, 김경환, 김명섭
신경물리치료학, 대학서림, 구봉오, 김수민, 권미지, 김상수
휴먼 퍼포먼스와 운동생리학, 대경북스, 정일규, 윤진환
근육검진, 영문출판사, 강세윤
물리치료 진단학, 영문출판사, 이현옥 외
정형도수치료 진단학, 현문사, DAVID J. MAGEE
임상 운동학, 영문출판사, 이현옥 외
근골격계의 기능해부 및 운동학, 정담미디어, 뉴만
재활의학, 한미의학, 박창일, 문재호
공중보건학, 고문사(KMS), 구성회 외 18명
의료기사법, 국가 법령 정보 센터, 법제처
의료법, 국가 법령 정보 센터, 법제처
지역보건법, 국가 법령 정보 센터, 법제처
감염병의 예방 및 관리에 관한 법률, 국가 법령 정보 센터, 법제처

# Index

가로막 … 63
가슴대동맥 … 123
가시돌기사이인대 … 104
가시위근 … 64
가지돌기 … 73
가쪽날개근 … 61
가쪽넓은근 … 68
가쪽뇌실 … 85
갈비뼈 … 38
갈비척추관절 … 104
감수분열 … 21
겨드랑동맥 … 125
경질막정맥굴 … 128
경첩관절 … 102
고리십자인대 … 104
고막 … 98
고실끈신경 … 99
골반 … 43
골지복합체 … 19
과립세포질세망 … 14
과립층 … 91
관자근 … 61
관자뼈 … 31
관절안 … 103
광대뼈 … 32
궁둥뼈 … 45
귀밑샘 … 139
그물막 … 95
기관 … 182
기름샘 … 93
긴노쪽손목폄근 … 66
긴뼈 … 44
긴엄지굽힘근 … 65
나비굴 … 180
나비뼈 … 31
난자 … 167
난포 … 168
난포자극호르몬 … 173

남성생식기 … 164
내인성인자 … 142
내장감각 … 91
넙다리근막긴장근 … 67
넙다리빗근 … 68
넙다리뼈 … 46
넙치근 … 69
뇌 … 72
뇌실막세포 … 74
뇌줄기 … 83
뇌척수압 … 85
뇌파 … 78
눈돌림신경 … 86
당단백 … 16
대뇌 … 80
대뇌동맥고리 … 125
대뇌엽 … 80
돌림근 … 142
돌창자 … 144
동굴심방결절 … 118
동맥 … 122
두덩근 … 68
두덩뼈 … 45
두덩뼈결합 … 106
두융기관절 … 102
둥근핵 … 84
들문 … 141
들문조임근 … 140
등쪽뼈사이근 … 67
땀샘 … 93
락타제 … 145
리보솜 … 19
리소좀 … 19
림프 … 129
림프관 … 129
림프소절 … 130
막대세포 … 95
막창자 … 146

# Index

맛봉오리 … 137
망치뼈 … 98
모루뼈 … 98
모발 … 91
모세림프관 … 129
목돌미인대 … 104
못박이관절 … 102
무릎관절 … 106
무릎인대 … 107
문맥순환 … 121
미각기 … 99
미주신경 … 99
민무늬근 … 53, 58
바깥막 … 95
바닥핵 … 82
반고리관 … 98
반사궁 … 77
반지연골 … 181
발목관절 … 107
발목발허리관절 … 107
발목뼈 … 48
발활 … 49
방광꼭대기 … 159
방실사이고랑 … 117
방패연골 … 181
배뇨 … 161
배대동맥 … 123
백혈구 … 111
벌레근 … 67
벌집굴 … 180
벌집뼈 … 32
별아교세포 … 74
복막 … 147
복장빗장관절 … 104
복장뼈 … 38
볼기근육 … 67
봉합 … 29
부신겉질자극호르몬 … 173

뼈끝 … 26
뼈대 … 24
뼈대근육 … 52, 53
뼈되기 … 25
뼈바깥막 … 25
사각기관 … 94
사기질 … 137
사립체 … 19
사이뇌 … 82
상아질 … 137
새끼폄근 … 66
샘창자 … 143
서파수면 … 79
세포골격 … 20
세포분열 … 20
세포질 … 19
세포질그물 … 19
소뇌 … 84
소변 … 161
속엉덩동맥 … 126
손목관절 … 105
수정체 … 96
숨뇌 … 83
숫구멍 … 29
스크라제 … 145
시각위핵 … 83
시상배게 … 83
식도 … 140
신경섬유 … 76
신경세포 … 72
신경얼기 … 86
신원 … 156
심장 … 116
심난강 … 117
심배근 … 62
심부정맥 … 128
심장근육 … 58
심장반사 … 120

# Index

심전도 … 119
심흉근 … 63
쐐기연골 … 182
쓸개 … 148
쓸개즙 … 148
씹기근육 … 60
아래턱뼈 … 32
안구근육 … 96
안뜰달팽이신경 … 86
안쪽날개근 … 61
앞정강근 … 69
어깨관절 … 105
어깨세모근 … 64
어깨아래근 … 64
얼굴근육 … 60
엄지맞섬근 … 67
엉덩근 … 68
여성생식기 … 167
연접 … 77
염색질 … 18
오른빗장아래동맥 … 125
옥시토신 … 173
왼심방심실판막 … 118
원뿔세포 … 95
원엎침근 … 65
위 … 141
위대정맥 … 128
위바닥 … 141
위턱굴 … 180
위턱뼈 … 32
위팔두갈래근 … 65
으뜸세포 … 142
이자 … 149
이자액 … 149
인대 … 37
인두 … 139
인두 … 181
인지질 … 15

입안 … 136
입안인두 … 139
자궁속막 … 168
자쪽손목굽힘근 … 65
작은창자 … 143
잔기량 … 184
잔뿔연골 … 182
장딴지근 … 69
적아세포증 … 113
적혈구 … 111
전복근 … 63
전정 … 98
정맥 … 127
조리개 … 95
종아리근육 … 69
종아리뼈 … 47
종아리세갈래근 … 69
종자층 … 91
주름창자 … 146
중간뇌뒤판 … 83
중뇌덮개 … 83
중추신경계 … 79
지라 … 131
집게폄근 … 66
집합관 … 129
척수 … 84
척수 … 72
척수반사 … 78
척추 … 35
척추사이원판 … 37
천경근 … 61
천배근 … 62
천부정맥 … 128
천흉근 … 62
체성감각 … 90
체세포분열 … 21
치밀뼈 … 26
치아핵 … 84

## Index

침샘 ⋯ 138
코 ⋯ 180
코뼈 ⋯ 33
콜레스테롤 ⋯ 15
콩팥 ⋯ 154
콩팥깔때기 ⋯ 155
콩팥세관고리 ⋯ 157
큰볼기근 ⋯ 67
큰질어귀샘 ⋯ 169
큰창자 ⋯ 146
클리어런스 ⋯ 159
턱관절 ⋯ 103
토리 ⋯ 157
토리주머니 ⋯ 157
토리쪽곱슬세관 ⋯ 157
판막 ⋯ 117
팔꿈치근 ⋯ 65
팔꿉관절 ⋯ 105
펩티다제 ⋯ 145
편도 ⋯ 131
평형, 청각기 ⋯ 97
피부 ⋯ 91
항이뇨호르몬 ⋯ 173
해면뼈 ⋯ 26
핵 ⋯ 14
핵막 ⋯ 17
핵소체 ⋯ 18
허파 ⋯ 183
혀 ⋯ 137
혀밑샘 ⋯ 139
혀주름띠 ⋯ 137
혈소판 ⋯ 112
혈압 ⋯ 116
혈액 ⋯ 110
혈장 ⋯ 112
혈장단백질 ⋯ 112
호르몬 ⋯ 173
호흡 ⋯ 184

활동전압 ⋯ 75
황체형성호르몬 ⋯ 173
후두 ⋯ 181
후두인두 ⋯ 139
희돌기아교세포 ⋯ 74
Aldosterone ⋯ 174
ANP ⋯ 177
Cortisol ⋯ 174
DNA ⋯ 18
epinephrine ⋯ 174
Erythropoietin ⋯ 155
Estrogen ⋯ 175
Glucagon ⋯ 175
Ig ⋯ 115
Insulin ⋯ 175
Melatonin ⋯ 176
Parathormone ⋯ 174
Progesteron ⋯ 175
Renin ⋯ 155
RNA ⋯ 18
Thyroxine ⋯ 174

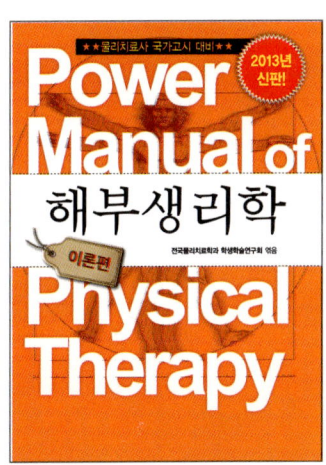

이 책은
yedangbook.co.kr로도
구매할 수 있습니다.

| | |
|---|---|
| 편 저 | 전국물리치료학과 학생학술연구회 엮음 |
| 발행일 | 2013년 2월 |
| 펴낸이 | 최경락 |
| 펴낸곳 | 예당북스 |
| 신고번호 | 제 25100-2000-8호 |
| 주 소 | 서울시 강동구 동남로 67길 43, 2층(명일동) |
| | Tel : 02)489-2413, 3427-2410 / Fax : 02)2275-0585 |
| ISBN | 978-89-6814-002-0 |
| | 978-89-6814-001-3 (세트) |

• 잘못된 책은 본사와 서점에서 바꾸어 드립니다.
• 본사의 허락없이 임의로 내용의 일부를 인용하거나 전재, 복사는 행위를 금합니다.
• 책값은 뒤 표지에 있습니다.